憂鬱不只是藍色

用德國心身醫學走出身心困境

Psychosomatics and Psychotherapy

陳冠宇——著

推薦序

你我都可以是心靈捕手

台大醫學院教授、台灣憂鬱症防治協會理事長 **吳佳儀**

近年來，在校園學生及職場族群多有憂鬱症困擾之議題引起注意，民眾對憂鬱症知識獲取的管道雖越來越多元；然而，社會大眾對憂鬱症的正確認知、求醫態度及醫療接受度，仍有待關注。

要如何對憂鬱症有更清楚、更有系統地了解？向各位推薦由陳冠宇院長所主筆的《憂鬱不只是藍色》。本書從豐富多元的主題、深入淺出的案例故事、到專業精闢的短文講解，充分將陳醫師積累多年的精神科從醫經驗，以一種輕鬆簡潔的方式傳遞給大眾，是一般民眾最佳科普材料。細細咀嚼本書，不但可獲得憂鬱症及其相關的危險／保護因子相關知能，更可學習到心身醫學的精髓。

《憂鬱不只是藍色》一書從認識情緒開始，點出精神科醫師常見的「醫療血拚」案例，描述如何病患從多科就醫，最後走向精神醫療，也從諸多精神疾病常見的原因，如情緒、認知與生病行為間的關聯，看見憂鬱症的形成及對個人、家庭與社會的影響。

第二篇討論憂鬱多面向本質，陳醫師從心身問題的兩大基本因素和憂鬱症三色論，分析故事中主角如何因性格、體質、成長歷程與生活情境的影響，逐漸演變成憂鬱情緒與憂鬱症狀，接著在第三到第六篇深入剖析大腦與生理本質、個性與思考、伴侶與親子關係、家庭以外的人際關係及更廣的社會文化層面，如何導致憂鬱症的發生，在扣人心弦的故事背後，反映出求助重要性，也凸顯出精神科醫師如何透過專業助人走出憂鬱。

最後在第七篇中，陳述了我個人認為非常重要的「共病」議題，讓大眾了解到憂鬱並非單獨存在，而是常與焦慮症、暴食症、酒精、創傷等議題並存。相信讀者在閱讀完本書後，將更了解為何憂鬱症不只是憂鬱的表現，而是可能與多重議題或多元症狀同時出現，盼望本書能幫助周遭人認識自我、覺察心理需求、進而尋求專業醫療與心理健康諮詢。細細咀嚼故事背後的意涵，吾人將受到書中主角的啟發，提高敏感度注意自己與周遭親朋好友的狀況，從而預防憂鬱症的發生或惡化。

由衷佩服陳醫師以畢生所學，將複雜多變的憂鬱症疾病和預防策略，巧妙融入本書數十個案例，用說故事的方式讓人沉浸其中，不知不覺讓人吸收到許多寶貴的專業知識，更了解此疾病可能就在你我身邊，每個人都可以是很好的心靈捕手，幫助他人走進診間和精神科醫師聊聊，我相信只要找對醫師用對藥，每個人必定能逐步走向離苦得樂的美好人生。

推薦序

眞實面對人生困難

《鏡週刊》社長 裴偉

建中同學陳冠宇寫了一本有關憂鬱症的書，邀請我寫推薦文。我一口答應後陷入焦慮，因為我不是專家，這種醫學的書，光是看懂就很困難，遑論寫文推薦？但隨著一篇篇有系統的書稿傳來，我開始進入文章，原先的焦慮消失了。

原來陳醫師從認識情緒開始，談憂鬱的多面向，從身體、心理、親密關係到社會文化，甚至談到憂鬱的共病以及當代的實證療法。在全書八篇的有系統結構中，我看到的是少量的醫學名辭和大量的真實故事。我看到醫生面對不同的人，不同的症狀，詳細探索他的家庭、職場、社會關係，童年、父母甚至祖父母、兄弟姊妹週邊所有的言語大小事，然後才勾勒出這個人可能的憂鬱症原因。這本談憂鬱症的醫學書，非常容易讀，而且很好看。

我們看到六十歲的劉太太在先生過世後一年，身體開始頻繁出現疼痛，原來他先生走得突然，劉太太面對巨變表現平靜，但一向少生病的她，身體開始疼痛。陳醫師告訴我們這是典型的「病態哀悼」，也就是劉太太面對親人過世，沒有出現常見的憤怒哀傷情緒歷程，反而變成困擾的身體狀況。人的情緒是出口，憤怒、焦慮甚至憂鬱都是保護人的重要情緒，心理的壓抑會反應成身體不適問題。陳醫師建議孩子們陪劉太太出院後，為爸爸再辦一個追思儀式，讓劉太太參加，讓她盡情哭泣。而劉太太暢快的痛哭也結束了一年多的醫院巡禮。同樣的病態哀悼，也發生在小學六年級的俊傑。父親倒地不起，哀慟的母親慌忙處理送醫急救事宜，忘了通知學校，俊傑返家後才得知消息，小孩們都沒有哭泣，媽媽看到他們不吵不鬧的成熟反應，覺得他們堅強。上國中後，俊傑開始拒絕上學。

我看著這一個個故事，平靜的水面下暗潮洶湧。

H太太過生日，H先生買了四張票帶全家看電影，一進戲院，H太太發現四個人的位置在中間，離兩側走道有距離，抱怨先生不細心。先生聽了不開心，覺得太太吹毛求疵。這裡點出的問題是多數情緒的困擾往往來自於親密關係。

書中著眼的親子關係更是精彩。有和母親一直存在糾結關係的四十歲銀行主管安妮，有承受父親和祖父兩代殷切期盼的廿八歲工程師宏恩。父母都有內心對子女充滿期待和放手的矛盾心情。親子間，就經常在你進我退、你抓我躲中，雙方心疲力竭，終至有人產生精神狀況而成憂鬱症患者。

書中也有許多細節，比如談暴食症。大四女生怡婷從高中開始暴食催吐。擔心變胖的她，早、午餐小心翼翼控制進食的熱量，到了晚上，儀式開始。因為她知道一定會去吐，所以一口氣買二至三人的餐點，回到房間盡情狂吃，再到廁所全吐出來。陳醫師點出：「暴食症患者的催吐，通常緊接在飲食之後，不太可能等到晚一點再做。」因此，在外面催吐不方便，會開始拒絕聚餐、拒絕社交，開始焦躁不安，開始憂鬱。

我不能再舉例了。這書中的故事一個比一個精彩，一個比一個糾心。看著這些演變成憂鬱症的歷程，驚心動魄之餘，不禁反思，人生真是困難的功課，但越是困難，越要真實面對，直球對決。

這本好看的書，值得反覆推敲細細體察，我推薦給您。

自序

由身到心的醫學之旅

也許從小體弱多病，我在小學中年級時就立志學醫。從醫學系畢業，服完兵役後，先從內科做起，因為當時對於嚴重精神病人，還是有點害怕。在內科工作時，發現很多「沒病的病人」——從身體疾病的觀點，他們看起來真的沒問題，可是焦慮求助的神情，又讓人覺得無法拒絕幫助他們，但是能如何幫呢？當時年輕的自己，一直持續觀察並且思考這個問題。

那時候，因為仰慕德國，也認真學習德文，期待有一天可以到德國留學，幸運地，在內科住院醫師階段，申請報考「德國學術交流協會」（DAAD）獎學金。在當年沒有網路的時代，自己到處查詢德國醫學的資料，發現德國有個「心身醫學科」，似乎可以幫自己解答在內科服務時思考的問題。因此，著手撰寫申請計畫書，幸運地獲得考官認可，拿到獎學金，等到在臺灣內科專科醫師考試通過後，便啟程到德國福來堡（Freiburg）大學附設醫院的心身醫學科學習。

德國的心身醫學科跟我行前的期待大不相同。心身醫學科不排斥生物醫學，但更重視心理社會因素對於各種疾病的影響。讓我印象深刻的是，一九九三年初首次與指導教授見面時，請教他是否有推薦書籍好讓我可以準備？他竟然要我去買一本童書，因為他認為讀了這本童書，對德國文化與社會會有更深的認識，也更能體會德國心身醫學的精神，著實是讓我大開眼界的指導。

留學三年，時光匆匆，我帶著許多新知與新觀念以及更多的疑問，回臺灣重返臨床服務與教學研究。當時，原本想回到內科，甚至取得了醫學中心的總醫師職務，但德國教授建議我，最好要累積精神科的經驗，對於心身醫學的學習會更完整。因此在昔日醫院長官協助下，到當時的臺北市立療養院（目前是臺北市立聯合醫院松德院區，以下簡稱市療松德院區）從精神科第一年住院醫師做起。

從一九九六年到二〇一九年退休，在市療松德院區整整工作二十三年，歷經住院醫師、總醫師、主治醫師及主任等職務，除了將份內工作完成之外，也利用公餘及休假時間，接受心理治療／家庭治療的訓練。因為當年在德國得到心身醫學與心理治療的啟蒙後，覺得要更精進自己對人的心理社會層面的認識，還有透過互動與會談幫助病人與家屬的能力。而在退休後，轉職到相關診所服務。

就這樣，從年輕時內科醫師純粹的生物醫學，開始以比較立體與系統的眼光，來看人的問題。

在醫院工作時，每天面對病人，教學與研究的過程，促發許多新的學習與反思。當時就想開始有系統地整理介紹心身醫學與心理治療，輔以累積多年的臨床經驗，希望能讓民眾與醫界更清楚了解在臺灣發展多年、看似熟悉的心身醫學與心理治療領域。直到轉職診所，有較多可自行安排的時間，開始構思撰書。

心身醫學的領域很廣，處理的臨床問題包羅萬象，要從哪裡開始呢？

經友人提醒，臺灣目前還沒有一本針對憂鬱症，有系統性介紹的書籍，查閱書局，還有圖書館，也發現坊間目前針對憂鬱症，多半都是翻譯書，書中的臨床案例也是國外案例。因此，我從自身多年臨床經驗著手，同時也是臺灣社會越來越重視的憂鬱症談起。

憂鬱症與其相關的問題是精神科／心身醫學科醫師最常見到的精神心理障礙，近年來，越來越多的衛教文章，不斷強調憂鬱症是腦生病。從生物學的角度，這樣的觀念當然沒有錯，畢竟我們的情緒中樞就在腦部。但是如果從心身醫學的概念來看，不免覺得這種想法過度簡化。

以當前的科技，除了藥物以及剛在發展中的腦刺激等方法外，我們對於如何透過生物醫學治療腦的情緒問題，還是有很多未知，甚至對於許多藥物的療效，腦科學的理解也還是在很初步的階段。倒是發展已經超過一百多年的心理治療，對於憂鬱症有各種不同的思考與處置的方式。德國的心身醫學，強調從生物、心理、家庭與文化等層面，來認識包括憂鬱症在內的許多精神心理障礙。

基於三十多年內科／心身醫學／精神醫學訓練，以及心理治療的臨床經驗，我嘗試用多元的角度來看憂鬱症，也藉此鼓勵更多人願意接受藥物以外的治療，甚至因此提升個人的精神健康。

不過，我也觀察到，當醫療科技日益精進的同時，有時候對於個人內心的關懷，反而顯得相對不足。幸運的是，醫學教育主事者，發現這個缺失而開始提倡「醫學人文」。

從人文的視角認識人，是彌補上述缺失很好的路徑，只是，什麼是醫學人文呢？行醫三十多年，並且接受不同學派心理治療的訓練後，我覺得，心理治療就是最接近臨床的醫學人文。

精神分析的創建者，佛洛伊德醫師，鼓勵他的個案說出內心世界的經驗，是一種認識個人的方式。百年來，透過這樣或者類似的方式，不同的心理治療大師，累積了豐富的經驗，述說人類精神的奧妙幽微。

除了嘗試理解病人內心世界的種種糾結，心理治療也從人與人的關係，特別是治療者與個案之間的互動，去認識什麼樣的治療關係，可以帶來對個案有益的效果。自古以來，我們就知道醫病關係良好，可以增進治療的效果，也會比較願意配合醫囑，因而有較佳的療效。

更深入的探討，無論是醫師或者心理治療師，會讓病人／個案感到安心，正是因為雙方都是人，助人者這方，透過傾聽，嘗試體會求助者的苦，並與她或他，甚至家屬，一起找出解決病痛的途徑。

每位憂鬱症患者，都有不同的人生故事，這些生命的敘事，有痛苦的，或者，難以言說的憂鬱症狀，是他們走進診間求助的主因，而與受苦情緒相關聯的，則是形形色色的個人體質、個性、親密關係、生活處境等。

為了保護個人隱私，所有案例的資訊細節都有更動，因為大多數情節都有一定的普遍性，也許有人覺得好像在描述自己，也不足為奇。故事只是在呈現，在心靈成長、求生存、尋求成功的歷程中，每個人可能碰到的困難，以及跌跌撞撞的內心轉折。

我嘗試第一次用說故事的方式，來呈現多年專業服務的所聽所思，期待可以引起共鳴，並鼓勵更多罹患憂鬱症的患者，除了接受正統的精神藥物治療，也勇於探索自己內心的糾結與迷惑。

因此本書的完成，要感謝多年來，在病房或診間，勇敢說出自己故事的眾多憂鬱症病患，他們真實的人生故事，讓身為醫者的自己，有許多的反思。有時候真覺得，自己如果遭逢許多個案艱辛的人生，我會比他們更好嗎？也許我會比他們更憂鬱，更消沈！多年來，無論在德國的心身醫學，或者臺灣的精神醫學界，眾多的師長同事，甚至教過的後輩學生，針對個案或者觀念的探討，也是本書重要的養分，在此要謝謝這些優秀的同道們。

謝謝憂鬱症防治學會吳佳儀理事長與鏡媒體裴偉社長，在百忙之餘，抽空為本書寫推薦序，為本書增色，萬分感謝。也很謝謝時報文化出版社林正文副總編輯，還有經濟日報曾桂香前主任，在本書撰寫過程，多次提供寶貴的經驗，讓本書比較「接地氣」，開拓專業醫師科普寫作的能力。

最後，就是要感謝所有閱讀本書的讀者，無論您是為了自己或親愛的人，關心憂鬱症這個主題，或者純粹想要增加知識，您的支持就是身為作者最大的動力。個人知識經驗有所侷限，也請大家回饋建議，期待本書的出版，可以拋磚引玉，讓心身整合的健康概念，在臺灣可以茁壯發展。

前言

世界衛生組織在二十世紀末曾預測：二十一世紀威脅人類健康的三大問題是：癌症、愛滋病與憂鬱症。本世紀已經過了將近四分之一，這個預測的準確性越發得到證實。在臺灣，透過健保統計，越來越多人因為憂鬱症尋求專業協助。不過還有更多未知的「黑數」——缺乏病識感、為了面子問題或者對於精神醫學的種種誤解，諱疾忌醫也不願接受專業協助。但是他知道自己其實生病了，而這類諱疾忌醫的準病人們，如果持續不就醫，症狀惡化，後果不堪設想……

因此這本書希望讓大眾認識憂鬱症的多重面貌，了解這個影響許許多人與家庭的精神困擾，其實並不可怕。只要願意正視它，再加上透過專業協助，才會有讓自己浴火重生的轉機。

憂鬱原本是指情緒狀態，在中文中，會被冠上「症」這個病理化的詞，代表以憂鬱情緒為主要症狀的精神問題，已經到達過度或病態的程度。不過什麼狀態才是「憂鬱症」？

美國精神醫學會的倡議發展出精神障礙的「診斷準則」，作為專業界溝通與討論的標準。因此憂鬱症在現行的診斷準則（小知識1）中，包含了九大症狀：最主要的兩個就是「憂鬱情緒」與「失去興趣」，只要發現日常生活中出現這兩大症狀，就有可能罹患了憂鬱症。

此外，憂鬱症還包含了四個與身體相關的症狀：睡眠的改變（較常見是失眠）、食欲的改變（較常見是吃不下）、疲倦感與運動思考速度變慢；另外還有三個與精神狀態有關的症狀：注意力的下降、自信心的下降，以及極度負面的想法，甚至常生出自殺的念頭。最後這個症狀與自殺相關，有可能是致命的症狀。（小知識2）

正因為憂鬱症眾多的心身症狀，使得這種精神障礙用複雜而且多樣化的樣態表現在每個病人身上，因此臨床上，每一位罹患憂鬱症的人都是獨特而且不同的。需要用不同觀點去了解病人，而德國的心身醫學，提供在治療過程中很好的思路。

什麼是德國的心身醫學？

德國的心身醫學科與精神科不同，有其獨自的發展軌跡。二十世紀初，德國的精神醫學專家，積極研究診治思覺失調、躁鬱症等重大精神障礙時，有一群內科醫師則在醫院協助另一群症狀相對輕微，但同樣十分困擾的病人。

這些在當代可能被診斷為焦慮症、憂鬱症或者心身症的患者，因為失眠、疼痛以及種種身體症狀，尋求內科醫師的幫助，但醫師無法找出他們身體有病的證據。大約同時期，以奧地利猶太裔神經醫學專家西格蒙·佛洛伊德（Sigmund Freud）為首的「精神分析學派」，為這些心身症狀提出心理學的解釋與療法的建議。

於是，部分的內科專家與精神分析師合作，就讓心身醫學在德語世界萌芽，後來歷經納粹暴政的打壓，還有戰後風風雨雨的演變，一九七〇年，西德正式立法，將心身醫學科確立為一個與精神科平行的醫學專科，不但各地有心身醫學的醫院診所，各大學的醫學系，也必須成立心身醫學的講座教席，因為心身醫學成為醫學系的必修課程之一，與內外兒婦精神神經等專科相同。

在世界上大多數先進國家，精神科都是唯一處理精神心理問題的醫學專科，只有在德語世界，心身醫學與精神醫學同時發展，成為相關但又不同的兩個專科。我身為臺灣唯一留學德國學習心身醫學的醫師，對於德國心身醫學高度重視心理治療、家庭伴侶治療等非藥物治療的特色印象深刻，期待能在本書，從這樣的多元角度，來剖析憂鬱症多面向的樣貌。

表：德國心身醫學與精神醫學的比較

	心身醫學	精神醫學
德文	Psychosomatische Medizin	Psychiatrie
英文	Psychosomatic Medicine	Psychiatry
歷史根源	內科／精神分析	精神病專門醫院或病房
著重	心理／社會因子／治療關係	腦部生理 / 精神病理學
病房特色	開放性病房	大多封閉式
主要病人族群	焦慮症／憂鬱症／心身症／飲食障礙等	思覺失調／躁鬱症等
治療重點	心理治療／家庭治療	藥物治療／行為治療
與其他身體專科	較緊密	較疏離
對憂鬱症的想法	強調生物心理社會多重因素	強調腦神經的改變

説明：臺灣、美國以及非德語系歐洲國家，並無這樣的區別，所有的服務都由精神科醫師、心理師等專業人員提供。

心理治療與伴侶家庭治療

透過談話，或是人際互動，讓病人獲得改善，是自古以來都在進行的醫療活動，但是到了晚近一個多世紀，心理治療這樣的專業才算真正的出現。簡單的回顧，佛洛伊德為了探究諸如憂鬱、焦慮、心身症等病態的精神心理現象，發明了精神分析的方法；同一個時期，曾獲諾貝爾醫學獎的俄國生理學家伊凡·巴夫洛夫（Ivan Pávlov）則透過動物實驗，確立了行為治療的基礎。後來的一百年當中，眾多的心理治療學派在這兩大基礎（精神分析與行為治療）上繁花盛開，琳瑯滿目，也造福了許多患有精神心理問題的病患，當然也包括人數眾多的憂鬱症患者。

二十世紀中期，一些臨床工作者，發現許多住院精神病患，病情改善後出院返家，很快又復發，從而體會到家庭對於個人精神狀態的深刻影響，並因此發展了同時與病患及其家人共同會談的「家庭或伴侶治療」。

另外，為了讓治療師可以同時服務更多病患，團體心理治療也應運而生。

無論是個別還是團體的心理治療，或是家庭／伴侶治療，經過數十年來的臨床驗證，都是對於憂鬱症在內的許多精神疾病，甚至一些身體疾病，十分有效的療法。晚近的神經科學研究，包括腦部的影像學檢查，也證明，有效的心理治療／家庭伴侶治療，跟藥物一樣，可以改變腦的運作，從而達到療效。過去那種心理治療與藥物治療似乎是截然不同的看法逐漸過時，心與身其實是不可分的。

臨床醫學，本來就是醫師透過診療個案，來累積知識技能，本書也是如此。為了避免空談理論，本書運用許多案例，來呈現憂鬱症，或者憂鬱現象的多向度面貌。超過三十多個案例，可以看做是以臨床經驗為基礎的微小說，作者超過三十年從內科到精神科，從德國到臺灣，與一位位活生生的病人互動的臨床經驗，是最主要的素材。

為了保護病人的隱私，許多案例的細節都有更動。有時候會為了簡化，將不同的案例結合成一個，或者因為某個案例呈現多重的現象，將同一案例不同層次的問題分到不同的章節論述。

本書分為八篇，前兩篇從認識情緒到認識憂鬱症的多重面貌開始；接著四篇則分論身體狀況、心理人格、家庭互動、社會文化，與憂鬱症的關聯；最後兩篇則簡述憂鬱症的共病，以及當代憂鬱症的不同療法。雖然書的結構是有其邏輯脈絡，但是每一章基本上也可以單獨閱讀。有急迫問題的讀者，可以先選讀覺得最貼切自己問題的篇章；若沒有時間壓力，則建議從頭到尾慢慢享用，期待藉著這些病患們有血有淚的人生故事，讓大家更認識憂鬱症，二十一世紀的流行病。

小知識❶ DSM-5

美國精神醫學會（簡稱APA）為了促進精神科專業人員間的共識，訂定了「精神疾病診斷及統計手冊」（Diagnostic and Statistical Manual of Mental Disorders，簡稱DSM），DSM的第一、二版只是條列各種精神疾病的名稱，一九八〇年第三版起，APA引進條列式的診斷準則，讓每個特定的精神疾病有更清楚的定義與診斷的標準。因為科學研究與臨床的發現，DSM也會適時修改，目前最新的版本是二〇一三年出版的第五版DSM-5。

小知識❷ 根據DSM-5的憂鬱症診斷準則

A. 以下五項（或更多）症狀在兩週中同時出現，造成先前功能改變；至少包含以下症狀之一：⑴憂鬱情緒，或⑵失去興趣或愉悅感。

1. 幾乎整天且每天心情憂鬱，可由主觀報告（如感到悲傷、空虛或無助）或由他人觀察（如看起來在哭）得知（注意孩童及青少年可能是情緒易怒）。

2. 幾乎整天且每天明顯對所有活動降低興趣或愉悅感（主觀說明或他人觀察）。
3. 體重明顯減輕或增加（一個月內體重變化超過5％），或幾乎每天食慾降低或增加。（注意在孩童方面，須考慮無法達到預期體重。）
4. 幾乎每天都失眠或嗜眠。
5. 幾乎每天精神動作激動或遲緩（別人觀察到，不只是主觀感受不安或緩慢）。
6. 幾乎每天疲倦或無精打采。
7. 幾乎每天自我感到無價值感，或者有過度或不恰當的罪惡感（可能達妄想的程度；不僅是對生病自責或內責）。
8. 幾乎每天思考能力和專注力降低，或是猶豫不決（主觀報告或他人觀察）。
9. 反覆想到死亡（不只是害怕死亡）、反覆有自殺意念而無具體計畫，或有自殺舉動，或是有具體的自殺計畫。

B. 這些症狀引起臨床上顯著苦惱或社交、職業或其他重要領域功能減損。
C. 這些症狀無法歸因於某一物質或另一身體病況的生理效應。
D. 鬱症發作無法以情感性思覺失調症、思覺失調症、類思覺失調症、妄想症或其他特定或非特定思覺失調症和其他精神病症做更好的解釋。

E. 從未有過躁症或輕躁症發作。

有關精神心理健康領域的專家

精神科醫師：醫學專科的一種，在臺灣，受過兩年完整畢業後一般醫學訓練的醫師，須再接受四年精神科專科醫師訓練，也就是需要在精神科專科教學醫院，或是可以提供精神科專科教學的綜合醫院擔任四年的住院醫師後，參加由精神醫學會舉辦的專科醫師考試（含筆試與口試），考試通過後可以取得由衛福部頒發的專科醫師執照。

精神科醫師的專業重點是精神病理學與精神藥理學，最主要的專業能力就是對精神疾病下診斷，並且開立藥物協助病人。所有精神科醫師都有心理治療的基本概念，但是對於心理治療或家庭治療有興趣的精神科醫師，會另外同時接受院外機構的專業培訓與督導。

心理師：獨立的專業，臺灣的心理師法，將心理師分為「臨床心理師」與「諮商心理師」兩類，兩者都須完成碩士級的專業訓練，包括一整年的全職實習，才能參加國家考試，取得心理師證照。

臨床心理師較多腦科學方面的教育訓練，除了可以提供心理治療或家庭治療專業服務外，大多也擅長心理衡鑑，對於腦科學與精神醫學的訓練較多。諮商心理師的背景較偏向人文社會取向，主要服務對象以沒有精神病或者腦部病變，而有生活適應困擾的個案。

取得證照後的心理師，通常還需要數年的臨床服務經驗，才算比較成熟的治療師。

心理衛生社會工作師：社會工作師（簡稱社工師）是獨立專業，根據臺灣的社工師法，社工師是就讀社會工作學系畢業，參加國家考試及格者可以取得資格。一部分社工師主要工作領域在精神醫學相關場所，有成立「心理衛生社會工作學會」，這些社工師當中，有些接受伴侶與家庭治療訓練，成為專業的伴侶與家庭治療師。

職能治療師與護理師：許多職能治療師與護理師在精神醫療機構工作，對於提供精神健康服務也有很專業的經驗，部分職能治療師與護理師積極參加心理治療相關訓練，也可以提供專業的心理治療服務。

另外，有一些在國內外機構受過專業臨床訓練的「藝術治療師」、「音樂治療師」、「舞蹈治療師」、「遊戲治療師」，甚至還有「冒險治療師」等，也提供多樣化的精神心理衛生服務，但這些專業治療師在現行法規中仍未有確切的界定，部分這類治療師有取得諮商心理師資格。

目次

第二篇 憂鬱的多面向本質

第三篇 身體：情緒的腦與身

第四篇 心理：個性與思考習慣

第五篇 親密關係：伴侶與親子

第六篇 社會文化：從學校職場到社會偏見

第七篇 憂鬱的夥伴：常見的共病

第八篇 處遇或治療：憂鬱症的當代實證療法

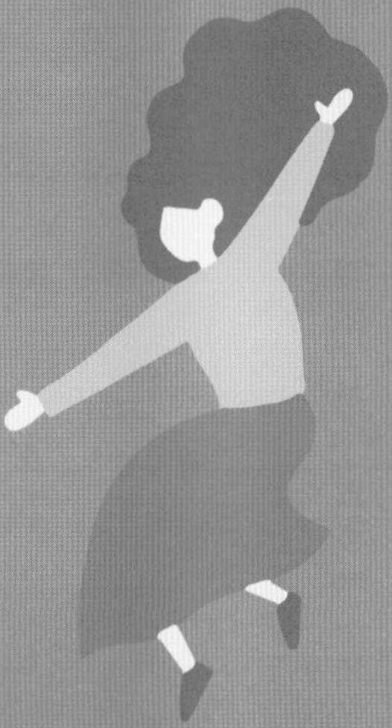

第一篇 認識情緒

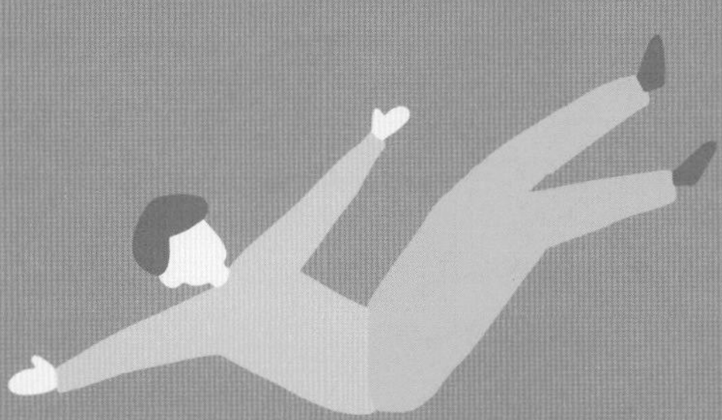

01 看不見的情緒保護力——憂鬱症的隱形成因

「醫生，我媽媽看起來都好好的，只是經常這裡痛、那裡痛，怎麼會是憂鬱症呢？」陪同劉太太來看精神科門診的女兒焦急地問我。而眼前的劉太太神情疲憊。原來，六十多歲的劉太太，近期因為身體疼痛與全身不適，看遍多家醫院與多種科別，最後在過敏免疫風濕科醫師建議下，來到精神科門診，因為症狀太嚴重，我建議她住院診療，帶她來的兩個女兒也同意。

劉太太住院期間，除了接受藥物治療，也參加病房的團體心理治療。約一個月後，狀況略有改善，就出院了。沒想到，出院一週後的返診，症狀有惡化，她甚至痛到在地上打滾，我與見習的學生，看了也傻眼，只好安排第二次住院。

第二次住院時，幫她安排了一位實習諮商心理師，這位熱心的實習諮商心理師，很積極地與她會談，發現談到她一年多前過世的先生時，她的神情有變，不願意繼續說下去。

原來，劉太太的先生死得有點突然，從發病到瀕死，僅數個月。先生過世後，兒女們順利地辦好後事。從照料先生病危到往生的期間，劉太太平靜地面對突然巨變。只是，向來身體健朗幾乎從不看病的她，不久後，就頻繁地出現疼痛症狀，也開啟了一連串各種科別看到精神科的「醫療血拼」（Doctor shopping）的過程。

實習諮商心理師的關心與會談，帶來醫療過程中的轉變。在一場會談中，劉太太很傷心地哭了，據實習生描述，他很少看到這麼淒厲的哭泣，當時也傻了眼。特別的是，劉太太的疼痛，在幾天之內，竟然很快地改善了。與家人會談時，我建議孩子們陪媽媽在出院後，特別為爸爸再舉辦一次追思儀式，並且要讓媽媽參加，讓她盡情的哭泣。孩子們依言做了，她暢快地痛哭，也結束了一年多的各科醫師巡禮。接下來的十多年，她規律返診，只使用簡單的抗鬱劑，或是只到內科治療高血壓的老毛病，也很少聽到其他疼痛的困擾。

☺ 憂鬱的隱性成因——病態哀悼

用專業術語來描述，劉太太的狀況是典型的「病態哀悼」。面對親人過世，劉太太沒有出現常見的憤怒與哀傷等情緒歷程，反而變成困擾的身體症狀，與常見不同的哀傷歷程。病態哀悼有多重樣貌，有的人從原本健康的精神狀態，變成持續難以處理的嚴重憂鬱症；

有的人則是情緒表現沒有那麼嚴重，但卻無法專注於工作，或者學生無法繼續學業，不自覺地失去調整情緒、穩定生活的能力，成為失能的狀況。甚至，有的人是透過喝酒或嗑藥，試圖安撫麻醉痛苦的心情與思緒，反而「借酒澆愁愁更愁」，進而倚賴酒精或藥物而成癮。

劉太太的例子，讓我們看到正常的情緒表現，是順利完成某個精神歷程的前提。看似「堅強」的冷靜，反而帶來令人困惑的心身症狀。

☺ 幫我們說話的心情

我們知道狗在進食的時候，不要太靠近，否則會被怒目相視，嚴重時會被狂吠甚至攻擊。幾乎所有的人，在覺得被冒犯時，也都會有外顯或壓抑的憤怒，憤怒是人覺得被威脅或被侵犯時的正常反應。

焦慮也是，對於自己重視的事情，感覺緊張很正常。就像當年自己參加高中聯考時，儘管我的在校成績很好，理應信心十足，但是心裡還是害怕有所閃失，無法考上第一志願，結果考前一天，連續上了五、六次的廁所，每次總是覺得腸胃不適想拉肚子，坐上馬桶，卻都沒有拉肚子。原來，被壓抑在心裡的焦慮，變成反應在身體的腸胃不適問題。

憂鬱是保護人的重要情緒。有些專家甚至認為，憂鬱症常見的失去興趣與活力的症狀，可能是為了保護當事人，避免浪費能量，試圖去做無謂的挽回努力。

身心小叮嚀

心裡所產生的負面情緒，大多時候都可以幫助人保護心與身，因此接受合理適當的情緒經驗，是維持心身健康的重要因素。

小知識 **哀悼歷程**（grief reaction）

哀悼歷程（grief reaction）：人類面對重大生活事件的正常反應，通常經歷初期的震驚與麻痺後，會出現生氣憤怒等情緒，最後走到憂鬱的狀態，然後逐漸面對失落的事實，重新積極地面對人生，重拾健康的生活。失落的事件可以大到至親好友的過世，也有可能是寵物過世、失戀、大考成績不如預期，投資失利，被詐欺失財等。哀悼的過程個別差異很大，是否出現所謂的「病態哀悼」，有時候需要很仔細的臨床評估。

02

看得見的身體病痛——你我都可能有的心身症

你是否有因為太生氣或是太開心，而出現心跳加速、呼吸不順、睡不著等況狀呢？太生氣或是太開心，在一般人眼中，是不具形體的情緒，卻會產生讓人有感的心身現象。情緒是精神心理的一部分，有其生理的向度，因此人在極度的高興與憤怒時，會出現心悸、血壓飆高、睡不著覺等生理反應，形成所謂的「心身症」。過度的心身症狀，會讓人誤以為是身體出了問題，但實際上，是情緒影響精神的問題。

G小姐是位接近四十歲專業美甲師，家中排行老大，有弟弟、妹妹各一人。妹妹已婚並搬出去和夫家同住，弟弟是麵包師傅，跟G小姐一樣還是單身。G小姐的父母來自新北市偏鄉，長期在臺北的市場擺攤販賣生活雜物，一家四口在市場內租屋。父母不善經營與理財，弟弟收入也不高，都要靠G小姐的工作所得，幫忙支付房租與其他必要開銷。

G小姐因為手藝佳，待人親切，美甲個人工作室經營得不錯，客人不少，因此爸爸偶爾會要求借錢讓他去「週轉」。但其實G小姐知道已年過七旬的爸爸嗜賭，借的錢通常無法償還，但因為身為長女的責任感，要完全拒絕又做不到。

約莫一年前起，G小姐開始比較嚴正面對爸爸的借錢需索，請媽媽轉告爸爸，她自己無力繼續爸爸的借錢。此後，爸爸借錢的次數明顯減少，但是每次父女見面，爸爸臉上有點哀怨的表情讓她心如刀割。G小姐陸續出現經常腹痛腹瀉的問題，甚至，工作中要多次上洗手間，影響工作，讓她對客人覺得抱歉。

經過一段時間就醫求診，腸胃科醫師發現G小姐的腸胃症狀似乎與情緒有關，轉介到心身醫學科看診，經過醫師詳盡問到這些事件後，開立抗憂鬱藥物以及腸躁症藥物治療，效果明顯。後來又經過醫師建議，G小姐參加診所辦理的正念減壓團體，也做了大約十次諮商，釐清自己的責任問題，解除了內心的罪惡感，數個月後，藥物逐漸減少。目前只需偶而吃一點腸躁症藥物即可，也不再尷尬地在工作中上廁所。

☺ 認識自律神經與情緒

G小姐的狀況，就是典型因為情緒造成心身困擾的案例。情緒對身體與生理的干擾，可以從自律神經與內分泌兩個系統來理解。

（1）自律神經是調節人的內臟功能的神經系統，之所以稱之為「自律」，正是因為其運作經常在我們的意識控制之外，無論是心跳、呼吸、腸胃蠕動等內臟生理機能，基本上都是自律神經系統所控制。

（2）交感神經與副交感神經，則是自律神經中兩套互相拮抗與調節的體系：前者負責「戰與逃」，是在緊急狀況下保護我們的；後者則負責「修補維護生殖」，讓我們在相對安全平靜時，身體各器官進入休息養生的狀態。

不同情緒造成的自律神經反應，常常是大同小異，只是程度不同。當一個人很激動時，無論是暴怒、狂喜、哀痛或者恐慌焦慮，都一樣是交感神經亢奮，副交感神經相對被壓抑的狀態；反之，當我們內心處於平靜的狀態，則各種負面情緒都相對少，有的則是輕盈的幸福感，這時副交感神經活動較明顯，交感神經則相對處於休眠狀態。

自律神經可以透過一些數據，例如心跳變異率加以檢測，雖然無法據此作出心身疾病的診斷，但可作為情緒狀態改變的自我追蹤根據。

☺ 認識內分泌與情緒

自律神經系統以外，內分泌系統與情緒也有密切相關。特別是我們的腎上腺，在緊張焦慮時，腎上腺素分泌會大量增加，造成心跳、血壓增加，全身冒汗等症狀。長期的壓力下，腎上腺則會分泌所謂的皮質素（也就是與類固醇化學結構與生理功能相似的激素），造成全身性的生理機能變化。研究也證實，情緒可以透過內分泌影響到免疫系統，進而造成我們因為情緒而有許多生理變化甚至引起身體疾病與影響睡眠。

（1）身體疾病與情緒

長期的自律神經與內分泌的失調，會造成身體許多大大小小的問題，包括G小姐所罹患的腸躁症。其他詳情將在後面幾章闡述。所以，不可以小看壓力或者個性造成的焦慮、憂鬱等情緒障礙。得到憂鬱症的患者，對於身體的種種不適，會比平常人更敏感，這是臨床上經常觀察到的現象。似乎情緒也會影響我們對於臟器疾病的感受。

許多憂鬱症患者，發病初期會抱怨頭痛、頭暈等不舒服症狀，但可能不會提到情緒的改變。這類病人可能掛其他科醫師，治療這些身體的不適，經常等到別科醫師發現個案可能有精神方面的異狀，才建議他們來找精神科／心身醫學科醫師。

（2）睡眠與情緒

人的睡眠也和精神情緒密切相關，無論是焦慮、憂鬱、興奮等情緒，若是過度強烈，經常會影響當事人的睡眠狀態。臨床上有許多病人來看精神科／心身醫學科，主訴都是失眠，但是仔細問診後，發現除了睡眠以外，往往也合併許多焦慮症或者憂鬱症的症狀，甚至大多可以直接診斷為焦慮症或者憂鬱症。睡眠是很複雜的心身功能，許多睡眠的奧秘仍然在科學界不斷的探詢中，可以肯定的是，睡不好經常與情緒困擾有關。

身心小叮嚀

情緒會同時影響精神心理與生理，情緒對於身體疾病的形成，扮演怎樣的角色，仍然是學界努力要釐清的研究重點。總之，若有身體的狀況，不能輕忽情緒與心理可能的影響。

小知識　心身症

許多人出現身體的不適，例如：頭痛、腸胃不適、心悸、暈眩等，尋找各科醫師都無法用身體的疾病合理解釋這些症狀，在DSM-5（請見前言的小知識1）有一種診斷稱之為「身體症狀障礙症」（somatic symptom disorder），這種狀況也可以簡稱為心身症。本章案例G小姐所罹患的「腸躁症」（irritable bowel syndrome, IBS）就是心身症當中常見的一型。

心身症患者經常為了這些身體的不適，遍訪群醫，但總是無法得到最佳的治療，反而因為各科醫師不同的解釋，弄得更為困惑與焦慮。最佳的策略就是找一位對心身問題熟悉的精神科／心身醫學科醫師，並配合醫師的建議檢查與治療，才不會因為「醫療血拼」（doctor shopping）弄得精疲力竭，而且沒有明顯改善。

03

表情、表達和表演——情緒與行爲的交互作用

「情不自禁」是你我常見的情緒經驗，往往是在強烈的情緒驅使下，做出無法克制的行為，例如，看到自己支持的球隊贏得大賽冠軍，開心地大聲歡呼和手足舞蹈。一般人都能欣然接受，甚至會出現集體反應。相反的，因為焦慮、緊張，出現坐立難安，或是不斷反覆相同的動作或是詢問，這樣的情境我們也不陌生，甚至聽到像是親人離世或者看到感人的影片，立馬潸然淚下，都是情緒驅使下自然的行為表現。

由此可見，情緒與行為表現會交互影響，而學理上從行為不同層次來加以解析，探究行為中的情緒密碼。

（1）表情與語氣

最容易辨認的情緒的行為跡象，應該就屬於表情和語氣。開心則嘴角上揚，難過則下

垂，這是連新生兒都會有的基本表情，也是所謂「情緒臉譜」中的兩個極端。我們常用的臉書（Facebook）中的表情符號，有不少表情臉譜，那些都是情緒精細的分類表情，所以我經常鼓勵那些對於自己情緒搞不清楚的病人，可以利用表情符號來區辨自己心中不同的情緒差異。當然，嫉妒與生氣之間的細微差異，有時候則需要透過「認知探討」或者想法來琢磨，在此先不表述。

語氣則是另一個探索情緒的重要線索，生氣的人通常講話大聲且堅定，甚至會用力嘶吼；害怕則會從顫抖與壓抑的口氣顯露。

因為語言是讓人類表達顯得更豐富與複雜的工具，所以會有「話中有話」，「笑裡藏刀」就是使用語言的各種變形。甚至像是「你好美」簡單的三個字，如果是用平和讚賞的語氣說出，聽者會覺得是肯定句；但是如果是用音調上揚的語氣說「你好美喲！」很可能造成聽者覺得被譏刺攻擊的不舒服感受，甚至還可能造成對話衝突，甚至變成吵架。

另一種情況則很可能出現在三人以上的對話場合，說者想要「指桑罵槐」，像是我就曾看過有位母親當著親友的面，對著孩子念念有詞說道：「不好好讀書會沒有出息！」其實她是要罵旁邊的配偶，這種情緒的繞道表達，對於社會意識高的人或是情緒敏感的人會心有戚戚焉。不過，對於罹患自閉症（小知識）的人，情緒的繞道表達完全起不了作用。

除了表情語氣，有時候更要仔細觀察的則是身體語言。

（2）身體語言

動物生態影片是我最喜歡的電視節目之一，過去我們都認為動物不會講話，所以沒有語言，現在則發現其實各種動物豐富的行為，有時候比我們的語言，更能夠傳達內在的意念。其實，身體語言在人類也是很重要。英語有句諺語「Action speaks louder」，有人翻譯為「坐而言，不如起而行」，也有翻譯「聽其言，不如觀其行」，有的甚至翻成「事實勝於雄辯」。無論哪種翻譯，都是強調一個人做出什麼事情，比起說出什麼話，更能表現他內在的狀態。這是千真萬確的，特別在情緒方面。

君不見，變心的老公，口口聲聲對元配說「我愛你」，但是眼睛都望向遠方，而非深情款款地看著老婆的眼睛，聰明的老婆或者細心的旁觀者，都可以看出事有蹊蹺。

研究顯示，在溝通的時候，上述的表情、語氣加上身體語言，傳達了超過九成的內心情緒，語言只有不到一成的影響力。有經驗的精神心理工作者，在問診時，除了聽病人說以外，也會仔細觀察病人的各種言語行為的表現，這才是功力之所在。

當然，這一切都有限制。

☺ 壓抑和表演產生的後作用力

人類行為比動物還複雜的一面，就是人類的大腦皮質對於內心情緒可以有效的控制並壓抑。甚至可以在充分準備的狀況下，演出令人信服的表情、語氣和身體語言，那些在金馬獎或者奧斯卡獎中奪魁的男女主角或配角，就是箇中好手。

但其實，日常生活中，我們周遭的親友同事，甚至我們自己，有必要時，演技也有可能媲美這些得獎明星。當然，這樣的假裝，增加了我們解讀他人情緒的困難度。有的時候，「假戲真做」也會出現在我們的日常生活中。

不只情緒影響我們的行為，行為本身甚至會修飾我們的情緒。例如，大人原本只要教訓一下小孩的不當行為，但不滿與憤怒讓他越說越激動，情緒也越來越高昂，如果小孩又不識相地頂嘴，會讓雙方的互動變得一發不可收拾，還可能會發展成激烈的衝突，直到一方停止或者離開才會結束。兩人因此事件引發的情緒，則需要一段時間，或是被其他重要事情轉移後，才能逐漸平復，嚴重者，還有可能永遠記住對方不遜言語帶來的負面影響。

顯見人們一時的洩憤行為，有時候不一定會帶來平靜，反而會因為自我刺激，讓自己的憤怒升級。不只憤怒會讓行為失控，同樣地，過度地焦慮和憂鬱也會產生類似的情緒與行為互相刺激升級的狀況。

身心小叮嚀

情緒與行為會有彼此的互動，而人類複雜的行為細節則提供我們認識情緒的管道，行為本身也會反過來影響情緒。至於人類豐富的語言與想法，是深入理解甚至掌控情緒的另一個重要工具，且待下章分解。

小知識 自閉症

「自閉症類群症候群」（Autistic Spectrum Disorder, ASD）的患者從小對於社會互動「少一根筋」，俗稱「白目過頭」。當事人經常無法理解社會互動的奧妙，對於雙關語、話中有話等，牽涉到細緻社交氛圍缺乏足夠的理解能力。嚴重的患者還會合併強迫症狀，沒有行為彈性，對於改變生活常規十分抗拒，甚至有時候會大發脾氣，讓不了解的人困惑。對於有類似症狀但顯現程度有些差異的自閉症、亞斯伯格症等病症，則由《精神疾病診斷與統計手冊》第五版（DSM-5）將這類先天的神經發展障礙通稱為自閉症類群症候群（ASD）。這類症狀需要專業人員或者有耐性的照顧者，用特殊的教育方式協助他們與他人正常互動，避免造成問題。只有極少數症狀過度嚴重甚至產生傷害行為的病人，需要藥物治療，甚至住院。

ASD個案有時候被稱為星星的孩子，他們只是情緒反應較特別，但本性大多善良，只要有足夠的耐性與愛心，甚至比許多思緒複雜的正常人更可愛。

04

讓精神科醫生暴走的情緒與語言認知——心理防衛機轉

精神科醫生面對病人時，基於專業精神都要保持情緒平穩、理性應對病人，才能做出正確的診斷。但是別忘了精神科醫生也是人，也會有情緒，也為被情緒影響認知和行為。

尤其許多精神狀況的評估，需要詳細的問診。像是當我花很多時間聆聽病情，如果病人不但不感激，還反而質疑醫師的專業能力時，自己難免會產生挫折感，甚至自我懷疑，覺得這麼用心是在浪費時間。

當然，專業訓練會讓我有能力察覺自己的情緒，並適時的自我控制，不讓情緒干擾專業的判斷。但是這樣的過程，讓我們清楚認識到，想法與情緒之間，強烈的相互影響。

☺ 認知是情緒的推手

心理學專業中把種種想法稱之為認知（cognition）。就情緒的角度，當我們被人指責，感到委屈時，認知為「他不講道理」，因此會有生氣的情緒，想要替自己爭辯；另一種認知可能是「我錯了」，因此會有自責的感受，為自己的錯誤感到悲傷；當然，也有一種認知是「這傢伙是瘋子」，覺得瘋子講話根本不必理會，所以不覺得有什麼負面情緒，繼續做自己的事情。

從上述的例子看到，同一個事件，當事人的認知，決定了後來的情緒與行為。如果這樣的想法經常重複，變成「別人都不了解我」，「我老是犯錯」，「世界上瘋子真多」等負向認知經常累積，變成「信念」（belief），對情緒的影響更大。因為許多憂鬱症患者就是對自己、對世界與對未來，充滿負面的信念。（至於要如何透過「認知行為治療」來改善憂鬱症患者的負面信念，將會在本書後篇提及）

其實，認知與情緒之間，存在著複雜的雙向影響。

前述被指責的案例中，被指責者認為別人無理，甚至覺得自己老是被欺負，這樣的認知會讓他產生委屈與生氣的情緒；如果他的認知是「他罵我有道理，我就是做錯事」，衍生的情緒則是羞愧與罪惡感，甚至會有哀傷感；當然，如果認為問題是罵我的人就是無聊，決定不理會甚至遠離這個人，內心則可能大多維持平靜輕鬆。當然，有時候這類認知到情緒的反應時間極為快速，甚至自己都沒有覺察到。如果這種「無意識」的思想反應變成僵化，反覆出現，就會深深地影響當事人大多數時候的情緒。

身心小叮嚀

研究顯示，情緒對認知的影響，比起認知對情緒的影響，大多數時候會強烈得多。許多時候，我們會陷入認知與情緒互相影響的惡性循環中，原本對某些人事物的固著信念，讓我們碰到一些外來事件時，情緒開始變差，想法也變得極端，最後不是自己悶悶不樂，就是說出不該說的話，或做出讓自己後悔的衝動行為。通常，這些促發負面情緒的事件，都與人際互動有關，這就是下一章的主題。

小知識 心理防衛機轉

佛洛伊德等精神分析的創建者，發現我們人類，為了讓自己內心平靜，都有很多內心的運作，以減少負面的情緒，這就是所謂的「心理防衛機轉」。正向的心理防衛機轉，往往透過「幽默」或者「昇華」、「轉念」的方式出現在我們的認知與行為中。但是負向的心理防衛機轉，如果變成信念，很可能會影響身心健康。

例如，酗酒的人，在認知上，知道喝酒不是好的行為，但是會透過「合理化」與「否認」這兩種心理防衛機轉，讓自己安心地繼續喝下去。合理化的想法，就如「我就是生活壓力太大，不喝酒就無法放鬆，甚至失眠，喝酒只不過是個讓我放鬆的方法而已」。否認的認知，則如「我喝的量都有節制，不過兩三瓶啤酒，或者兩小杯高粱」，但是家人可能就會「吐槽」，指出飲酒量並不少，甚至每次都喝掉半瓶高粱。對於酗酒者而言，上述對於飲酒行為的心理防衛機轉，都是讓酗酒者繼續維持壞習慣的藉口。

05

小心在人際互動中的刺蝟——關係與情緒

Ｈ先生和Ｈ太太都已步入中年，Ｈ先生比Ｈ太太大兩歲，兩人育有一子一女，兒子國三，女兒國一。在Ｈ太太生日當天，Ｈ先生買了四張票，帶全家去看一場口碑甚佳的院線片。進電影院後，Ｈ太太發現四個人的座位在中間，離兩側的走道都有距離，不太滿意，抱怨先生不夠細心。先生聽了也不開心，認為太太吹毛求疵，選擇中間的位子是不希望大家要轉頭。就這樣，全家原本開開心心要慶祝媽媽的生日，因為夫婦的口角而帶來不愉快的氣氛，順帶影響後來的晚餐，還好後來靠著子女們送上精心製作的生日禮物，才化解尷尬的狀況。

上述因為細故導致關係失和的故事，想必在很多家庭經常上演。在臨床上，多數造成情緒困擾的關係往往來自於「親密關係」。就如同佛洛伊德曾經用冬天裡的刺蝟比喻人際互動的兩難現象：因為天氣冷，刺蝟們需要靠緊取暖，但是彼此靠近，牠們身上的尖刺，就因距離過近造成彼此的不舒適。

伴侶、配偶、家人、親子等這類因為婚姻或血緣而形成的親密關係，應當是緊密不容易分開的，但是在共同生活時，無法意識到每個人都有不同想法、反應模式、生活習慣、做事方法等，一起生活時真的需要彼此理解、協調與包容，才能避免意見歧異造成衝突。

☺ 人際關係就是情緒關係

人際關係有親疏遠近之別，一般的人際關係和親密關係會造成的情緒影響仍有差別。以我最喜歡的動物生態影片為例，這類影片中，幾乎所有哺乳類動物都有很明顯的依附關係。特別是親子關係，例如母子、母女關係是維繫我們心身健康得以健康發展的基礎。在這種有血緣關係的基礎下衍生出父子／女，兄弟姐妹、祖孫等關係。對於這些我們在意的家人，彼此互動當中產生強烈的情緒，是再自然不過的。這種重要的親密關係，將在本書第五篇深入探討。

除了家人，不論在學校、在職場，甚至近來人與人聯繫不可少的網路虛擬場域中，透過人與人之間的交流，認識很多對我們有意義的夥伴，有些人甚至可以成為終身友人，然而，有些人可能只有短暫的互動或相處，但是只要有密切互動，情緒都有可能因此而生。例如，到餐廳用餐，服務人員如果貼心親切，自然我們會產生愉悅甚至感激之情；反之，若碰到白目的生手，笨手笨腳，犯了錯也不會道歉，即使美食當前，也會被氣得七竅生煙。

人際互動經常出現情緒的干擾，主要與人性的兩個弱點有關——偏見與幻想。

偏見屬於認知，這點在本書第六篇社會文化部分會更深入的探討。偏見是對於某些人先入為主的看法，會影響人際互動，進而造成情緒的困擾。例如，某位母親對於特定族群存有偏見，所以當兒子提到自己的女友出身於此一特定族群時，就百般批評，不願接受兒子的選擇，自然會影響母子溝通時的情緒，進而影響母子關係，甚至兒子和女友的關係後續發展。

幻想人人難免都會產生，例如，前述提到的H先生，婚前帶太太去看電影，每次牽著手進去電影院，無論什麼電影，什麼座位，一起看的感覺總是美好的，所以H先生幻想他用看電影的方式幫太太過生日，應該會和當年一樣是個美好的經驗。無奈經過多年婚姻生活，兩人多了小孩，生活忙碌疲憊，可能很久沒有進電影院放鬆欣賞電影，而太太卻期待一個出入方便的座位，而變成一個衝突點，甚至指責先生的安排，讓先生原先美好幻想因此破滅，還有了挫折委屈的感覺。

身心小叮嚀

情緒與人際互動息息相關，特別是共同生活的家人，還有密切接觸的同學同事，經常成為我們情緒起伏的主要因素。尤其對於憂鬱症患者而言，人際互動會對情緒有深刻的影響。

小知識 依附關係（Attachment）

依附關係是指對於特定他者自然依戀感受，在人類與所有哺乳類動物身上都能看到這種關係。小孩黏著母親或者其他主要照顧者，是所有依附關係的原型。當小孩成長進入青春期後，對於情人的依附則變成文學作品中歌詠描述的「愛情」。依附經常是雙向的，所以不止嬰兒依戀父母，父母也會依戀小孩。這類雙向的依戀，在成長過程中，若無法適當的化解，有時候會妨礙孩子的獨立。

另外，母親在嬰兒出生之後，若出現產後憂鬱症，如果當時又沒有適當的健康照顧者替補，嬰兒缺乏來自健康照顧者適當的情緒撫慰，無法產生正常的依附關係，經常成為後來出現情緒障礙的危險因子。

06

當異常情緒影響正常生活——談病識感

C先生是位才情洋溢的畫家，因為急性心肌梗塞，四十八歲英年猝逝。他與小他兩歲的太太育有二子，老大就讀高一，老二國一，兩人在校成績都屬中上。父親的過世，對於和父親感情深厚的兩個男孩，都產生了巨大的影響，原本開朗的男孩，開始變得沈默寡言。

C太太原本是家庭主婦，因為先生的離世，不得不去找正職的工作以維持全家生計。C先生有許多藝文界的好友，都想伸出援手，給這一家人一些財務支持，大多被C太太婉拒。兩個兒子在爸爸離開後，則很懂事地開始分擔家事，讓媽媽可以安心外出工作賺錢。

C太太和兩個兒子在C先生的告別式上，幾乎沒有掉眼淚，讓親友們盛讚他們的堅忍。C太太把心力都放在先生離世後重建家庭生活，直到半年後，新學期開始時，才發現小兒子宏明突然變瘦很多，成績也一落千丈。每當全家一起晚餐時，老二經常說不餓，就逕自回到房間上網。C太太參加小兒子的家長會時，老師也表達了擔憂，說宏明開學以來就很少說話，跟要好的同學也幾乎沒有互動，大家都覺得很奇怪。因此C太太帶次子至精神科看診，初診就被診斷為憂鬱症發作。

像親人離世這樣重大的失落，產生哀悼反應是再自然不過的事。但是像宏明到是什麼樣的程度，讓他被認定已經生病，診斷有憂鬱「症」呢？

一九八〇年美國精神醫學會開始用條列式診斷標準來定義精神障礙時，並列出兩個最重要的標準：失能與難受。一個是客觀觀察得到，一個則是當事人主觀的感受，分述如下。

（1）情緒造成的失能

憂鬱症或者躁鬱症（請見12章），會被診斷為精神障礙的第一種狀況，就是與情緒相關的症狀，已經讓當事者無法正常的生活或執行原有的功能。

例如，原本可以上班的人，因為憂鬱相關症狀（詳見本書「前言」小知識2），而無法準時到職，或者即使上班了，症狀干擾，讓他無法專心把事情做好，速度也比平常慢很多，讓主管或同事困擾。其他，像原本正常上課的學生，因為憂鬱症狀突然缺課，或者無法準時繳交作業、參加考試；退休的老人，原本規律參與朋友圈的活動，卻突然在身體機能正常的狀況下，開始不出席了。

有些憂鬱症患者，會出現反應變慢，猶豫不決的症狀，例如，說話的速度變很慢，聲音變得很低沈小聲，讓旁邊的人要跟他溝通互動都覺得困難不已。更嚴重的甚至少吃少喝，雖然睡不著，還是一直躺著。套句現代年輕人的用語，這樣的狀態就是「很廢」。

處於憂鬱狀況下的人，很多時候並不會覺得自己這樣的失能是個問題，像宏明一樣，不主動求救，這就是所謂的缺乏「病識感」個案（請見小知識）。

（2）極端或持續情緒造成的痛苦

反之有些憂鬱症患者，還是可以正常的上班上學，繼續原本的生活，功能正常到沒有人覺察到當事人的問題。但是，熟識的人有機會聽到他抱怨心情低落，身體不舒服，睡不好或者自己沒有用，甚至提到想死、自殺的念頭。有些人，即使不說出，也會透過眉頭深鎖、比平常更常嘆氣、變得更想獨處等行為，透露內在的憂鬱狀態。那些因為食慾變差的病人，有時候體重會下降很多，讓親友大吃一驚。當然，少數食慾增加，甚至出現暴食行為的患者，則會快速增重，但就是無法自控。

當事人的憂鬱症狀，經常也會干擾到家人或者同事友人的生活。如對生活失去樂趣以及人際退縮的傾向，讓親友再也無法與他同樂。提到負面甚至自殺的念頭，讓關心的人心驚膽跳，生怕他真的去做。不合時宜的哭泣或者哀傷表情，則讓眾人尷尬得不知如何面對。

人格障礙與情緒障礙

在此要對精神症狀與人格特質做一個區分：有些人從小比較喜歡獨處，對自己也比較缺乏自信，不認識的人，初次見面，也許覺得當事人好像符合失去興趣與低自我價值這兩個憂鬱症的症狀，但是認識的人知道這就是他的個性。

精神的「特質」（trait）與「狀態」（state）在此要區分。有些表現，例如畏縮、缺乏自信、容易失眠、動作思考緩慢、思想負面等，是長期的，即使不是與生俱來，也是經年累月都如此，通常專家都將此歸類為人格特質，嚴重的話，可以診斷為「人格障礙」（請見本書第18章）。

憂鬱症，通常是一種狀態，也就是與過去不同的表現。原本樂觀自信，變得消極退縮，自信心下降。診斷上，確認這種狀態的時間長短，就是很重要的問題。根據定義（請見前言的小知識2），憂鬱症必須要九種症狀至少有五種或以上，長達兩週以上。宏明就是這種狀況。

另外，有一種稱為「持續性憂鬱症」的狀況，是一種長達兩年以上的憂鬱狀態，但是程度沒有嚴重到如上述的憂鬱症。憂鬱症與持續性憂鬱症若同時發生，兩者都可以被列入診斷。

過去曾經有「重鬱症」（major depression）這樣的名詞，似乎比常見的憂鬱症更嚴重的意思，而臺灣精神醫學會現在一律用「鬱症」這個詞彙來翻譯，希望未來不再因為翻譯的問題造成困惑。除了憂鬱症之外，有些病人在發病過程也會出現「躁症」，這種「躁鬱症」在本書第12章會更深入說明，在此要指出，憂鬱症與躁鬱症被專業人士統稱為「情緒障礙」或「情感障礙」（mood disorder）。

身心小叮嚀

憂鬱或者高昂的情緒，都是正常人會出現的狀態，但是其程度太強，或者持續的時間過長，造成當事人生活功能的缺失，或主觀的痛苦感受，就可能符合精神醫學有關憂鬱症、持續性憂鬱症或者躁鬱症等情緒障礙的標準。

小知識 病識感（insight）

不管是身體疾病或精神障礙，醫師都可以根據許多的診斷過程（問診、身體檢查、精神狀態檢查、實驗室檢查、心理測驗等），做出某種診斷。但是，病人本身體認到自己真的生病了，就是病識感。

許多比較嚴重的精神障礙，例如思覺失調症、躁鬱症，甚至許多憂鬱症患者，除了專業醫師診斷外，甚至連一般民眾都可以看出他們的異常，但是當事人都不相信自己是病人，有的甚至還會責怪是別人的錯，而不是自己生病。臺灣的精神衛生法，有強制治療的相關規定，就是為了幫助這群缺乏病識感，極度抗拒治療的病人，可以獲得適當的專業協助，以免傷己傷人。

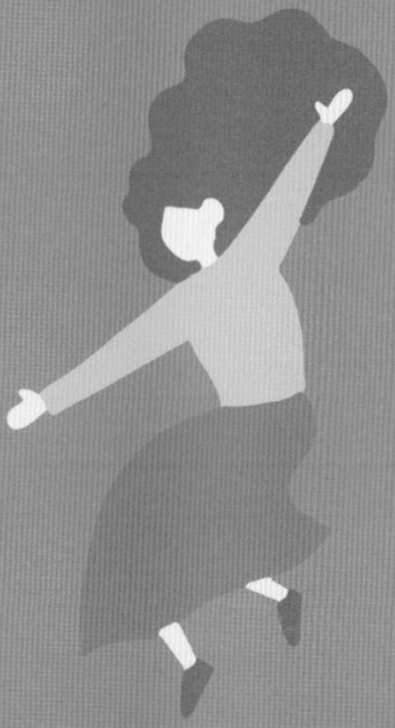

第二篇 憂鬱的多面向本質

臨床上被診斷為憂鬱症的患者，是一群異質性很高的人。本篇透過五章短文，讓讀者對於憂鬱症的多重面貌有初步的概念，之後的數篇，則依照生理、心理人格、親密關係、社會文化等不同層次，更深入探討憂鬱症患者多樣化的人生故事。

07

不只汽車有雙B——人的雙B是心身問題的兩大基本因素

在醫院教導實習醫學生時，經常問他們一個如今可能成真的情景：科學家從貝多芬當年的遺骸中，萃取出全套DNA，並且利用複製人科技，產出了一個與貝多芬DNA完全相同的人，請問這個人可以是我們認識的那位貝多芬嗎？

所有人都知道答案應該是否定的。為什麼？因為被複製重生的現代貝多芬，即使透過代理孕母，誕生於德國波昂，但從小沉浸於網路世界，既沒有當年那位暴君一樣的父親催逼，也沒有像莫札特、海頓等前輩的直接影響，即使也有過人的音樂天賦，恐怕作品也會大異其趣吧。複製的貝多芬沒有經歷當年的貝多芬所經歷的一切，也就無法塑造出當年那樣一模一樣的音樂家。

☺人的雙B影響人生的已知與未知

每個人細胞中的DNA來自父母雙方，對於我們的外觀、體質、個性等，有決定性的影響力。但是從受孕那刻起，一個人成長至成年後的種種心身特質，往往都會經歷後天的形塑。

所以每一個獨一無二的人，與生俱來就擁有「雙B[1]」，就是生物性（Biological）與生命歷程性（Biographical）。而這個內建的「雙B」通常會深刻影響人的身心發展。

（1）生物性（Biological）

自古以來，因為血緣基因使然，人類就知道子女會跟親生父母親，在長相、身體、體能強項與弱項等方面會有相似之處。近百年來分子生物學的研究發展，讓我可以一窺這類遺傳現象的細節，而日新月異發展的生物科技還能改變與操控遺傳因子。

全球許多知名的科研機構，致力於破解人類複雜的基因，有著令人驚豔的成果。而研究發現「表觀遺傳學」（epigenetics），也就是人類的DNA不是靜態存在，會受到胚胎受孕時狀態影響，因此還在母親腹中，人類就開始受到後天環境因素的影響了。人類終生，有些遺傳特質是會改變的。不過，有關基因對人身心的影響，迄今仍有許多未解之謎，亟待聰明的學者繼續研究破解。

二十一世紀另一個令人興奮的發展則是腦部影像醫學的進步，讓科學家藉此開始觀察到人腦在思考過程中的種種變化，雖然腦部影像醫學還在起步階段，但快速進展的技術與更具創意的研究，讓我們對於人類腦部與心智有更多的洞見。

（2）生命歷程（Biographical）

生命歷程，簡單來說，打從呱呱墜地，登入人間就開始了。科學研究指出，每個嬰兒都不是完全被動的「白紙」。養育過兩個以上小孩的父母，就會發現，看似軟弱新生兒，其實都有相異的「氣質」，例如：有的孩子很安靜，有的喜歡發出很多聲音；有的天生愛笑，有的大多板著臉孔；有的喝奶迅速果決，有的則慢條斯理。這些天生不同的特質，主動地挑戰父母養育管教的模式。因此在原生家庭中，就可深刻體會到性別以及出生排行對每個人的影響。子女和父母的關係，以及與更大家族之間的互動，對於剛出生的嬰幼兒影響深遠。甚至，當有手足陸續出生，增加了父母照顧小孩的壓力，父母如何對待每個子女，無形中都可能塑造每個子女的自我形象（小知識）。

1. 德國的 BMW 汽車來自東南部的巴伐利亞州，Benz 汽車則來自西南方的巴登符登堡州，這兩個名車品牌，被譽為雙 B。

當孩子逐漸成長後，進入幼兒園、小學、中學、大學之後，會碰到更多人，師長、同學、鄰居等等，有些人會對某個特定小孩產生巨大的影響，有時甚至會超過家人的養育與管教。無論是哪種性傾向，愛情的對象永遠會深深的影響每個人。有些人尚未成年，就會面對喪親、經常搬家、受虐、罹患重病等事件，這些重大的人生考驗，會深深影響著當事人。

科學家的各種研究發現，迄今為止，人類的天生基因與後天養育，對我們心智的發展，其影響力幾乎是一半一半。每個人都是獨一無二的，不僅沒有任何人會和另一個人有完全相同的基因與體質，即使是同卵雙胞胎有許多相似之處，但是畢竟是兩個獨立的個體，還是有可察覺的差異。更何況，每個人都會經歷與任何其他人都不相同的成長經驗。而這些與生俱來的基因，再加上隨著人生歷程的環境變化，都有可能是人罹患憂鬱症的因素之一，表現出不同的症狀與生命故事，都會在本書中陸續探討。

身心小叮嚀

人的生物特性與人生歷程，共同模塑了我們的生理與心理。唯有從人類的雙B特質探索，才能比較完整地認識憂鬱症以及伴隨的症狀與現象。

小知識 自我形象（self image）

是指每個人看待自己的方式。有的人自信滿滿，認為自己很棒，也有人充滿自我懷疑，覺得自己就是不如別人。不同型態的自我認識，就是所謂的自我形象。自我形象的形成受到很多因素的影響，尤其父母或是主要照顧者對待幼兒的言行，經常是自我形象養成的重要因素。當然，人的成長後期發展過程中，還會受到長輩與同儕對待自己方式的影響，甚至會翻轉早年所形成的自我形象。

自我形象深深影響一個人的精神健康，過度自負或是目空一切，都可能會讓自己成為令人討厭的角色，最後反而使得自己身陷困境；過度自卑或是缺乏自信，戰戰兢兢地取悅四周的人，則容易發展出憂鬱症或焦慮症。

08

憂鬱不只是藍色——憂鬱症三色論

A女士與B女士是任職同一所國小的同事，兩位不約而同地在同一年的年底罹患了憂鬱症。

A女士四十五歲，單身。A女士的母親患有躁鬱症，在A女士發病的前一年因為乳癌過世。身為長女的A女士，原本身心健康，忙完了母親的喪事後，開始出現睡不好，吃不下，暴瘦五公斤，甚至差點無法上班等嚴重的憂鬱症狀，因此求助精神科門診，被診斷為憂鬱症後，開始服用抗鬱劑，使得症狀改善，目前持續藥物治療，同時搭配心理諮商，狀況穩定。

B女士48歲，已婚，育有一子一女，都已經上高中了。B女士原本身心健康，但一年前婆婆中風，雖然沒有跟公婆同住，但身為長媳的她，必須協助先生照顧老人家。而B女士的女兒上高中讀了一學期後，開始出現拒學行為，經常說腸胃不適，要請假在家休息，甚至因為請假日數太多，經學校導師提醒，B女士帶女兒至精神科診所診療，經過學校輔導以及藥物治療後，狀況略為改善，但是仍然經常缺課。B女士發病前三個月，娘家父親被診斷得了第三期肺癌，因此B女士還需抽出時間回娘家幫忙照顧父親。

婆婆中風、女兒拒學和父親罹癌，三重事件帶來的奔波與壓力，讓B女士身心俱疲，開始出現睡不好、吃不下，甚至對自己的自信心降低，也想跟女兒一樣，把自己關在家裡，不肯出門。還好在先生建議與陪同下，赴精神科看診，經診斷為憂鬱症後，開始服藥並且接受短期諮商，健康逐漸恢復。

☺ 憂鬱症的同中有異

A女士和B女士都有幾乎一樣的症狀：心情低落、失去生活樂趣、缺乏食慾導致體重明顯降低、睡眠變差、自信心低落、注意力下降，甚至有想自殺的念頭。除此之外，兩位都是認真負責，自我要求很高的老師，總是替學生、家長與同事著想，所以都備受尊敬喜愛。她們發病後，許多親友都紛紛給予關照與問候。

不過，兩人狀況卻有許多差異：A女士的發病，顯然與遺傳體質相關；B女士則與過度負責，以及突然增加的生活壓力較相關。若從體質、生活處境分析，讓兩人狀況不同的因素包括下列兩項：

（1）不同的家族病史

A女士除了母親有躁鬱症外，還有位舅舅有酒癮問題，A女士的外公早年意外身亡，但A女士曾耳聞外公的死因是輕生，A女士的母親則不太想提及此事，由此可知，A女士的精神病家族史讓她罹患憂鬱症或躁鬱症的機率比其他人更高。另一位B女士的印象中，所有認得的血親，沒有聽說罹患重大的精神疾病，只是B女士的母親與外公比較容易失眠，晚年經常要吃安眠藥助眠。

（2）相異的生活處境

A女士從小目睹母親多次因躁鬱症發作進出精神科病房，她深怕自己會有精神疾病的基因與體質，所以，雖然曾經有情感深厚的男友，最後還是選擇放棄婚姻，決定單身一輩子。A女士唯一的手足是小她三歲的弟弟，已婚而且育有兩子，她與弟弟、弟媳，還有兩位姪子的關係良好。因此，除了要照顧父母親外，A女士沒有太多牽掛。

B女士與A女士一樣都是長女，但是她有兩個弟弟與三個妹妹。身為長姊，B女士挑起照顧父親母親責任，弟弟妹妹們會在父母親有問題時，出錢分擔經濟壓力，但鮮少主動幫忙照顧。同時，B女士又是長媳，加上先生工作繁忙，照顧公婆的責任，B女士也常一肩挑起。而身為老師的她，在敏感的女兒上了第一志願高中後，卻出現適應困難，拒絕上學的問題，B女士身上的壓力更加重了，在無人協助與排解壓力的情況下，B女士的身心難免被「上有老人，下有女兒」的多重重擔壓垮。

☺憂鬱症的三色論

在臨床診療憂鬱症患者的過程中，要如何對於不同症狀的憂鬱症，提供協助呢？讓筆者想到同樣有豐富臨床經驗的精神科醫師學長，學貫中西的，他將被診斷為憂鬱症的個案，以顏色區分為三大類：

（1）藍色憂鬱症

B女士就是典型的藍色憂鬱症，身心俱疲地被生活中的多重壓力所困，再加上負責任的個性，想要處理不易解決的問題，長期累積下，產生了所謂「疲匱症候群」（請見小知識）。這種狀況達到憂鬱症的程度，可以診斷為憂鬱症，除了藥物治療外，短期的諮商，或是各種學習減壓技巧，都有助於減緩症狀，逐步恢復健康。

（2）黑色憂鬱症

與人類的生物性有關，包括了遺傳體質的因素，血親中有許多憂鬱、躁鬱、酒癮或者自殺等案例，構成家庭疾病史，如同A女士的案例。具有這類遺傳體質的憂鬱症患者，甚至會在人生某個階段，有可能是被外在因素刺激，或是沒有任何理由情況下就發病了。這類個案，因為有極強的生物性因子，藉由藥物治療或是腦刺激治療的效果會比較明顯。當然，支持性、陪伴性的心理諮商也可以幫助當事人能夠願意接受持續的治療，並且解決許多可能累積在內心中的困境。

（3）銹色憂鬱症

也稱為染色的憂鬱症。具有銹色憂鬱症症狀的患者的共同點包括：對於自己、他人與整個世界充滿負面的想法，有可能是因為從小經歷過充滿挫折，內心掙扎、經常自我否定的成長過程，即使後來的人生，在他人眼中看來是順利的，但是當事者卻依然無法正向思考，而負面的思考模式根深柢固，就如同身心被鐵鏽包裹難以去除。就算給予藥物治療可以減輕憂鬱症狀，但效果有限，而輔以心理治療，可能需要較長時間甚至多年的諮商，協助調整負面思考，才會有比較明顯的效果。

憂鬱症三色分類方式，有助於對於憂鬱症狀的理解，而臨床案例中，不乏患者的狀態是介於三者之間，或是同時具有兩色甚至三色都有的症狀表現。而三種類型將於後篇文章逐一說明。

身心小叮嚀

憂鬱症的診斷會因為個人生物性與人生歷程（前一篇文章所說的人生雙B）的差異，各有不同的致病因素，以及對於不同療法相異的治療反應，不能一概而論。

小知識 **疲匱症候群**（Burnout）

疲匱與職業過勞是同義詞，但涵蓋的層面更廣，除了工作，家庭、學業、生活中所帶來的壓力，都會讓當事人出現疲匱的症狀。疲匱症狀包括：極度疲倦，厭倦感，注意力下降，腸胃症狀，頭痛，失眠等。這些症狀與焦慮症、憂鬱症、心身症經常重疊，診斷與治療也都相同，所以必要時，需要專業醫師的鑑別診斷。由於疲匱不是公認的醫學診斷，但是有助於認識壓力所可能造成的心身健康問題，如果覺察有疲潰症狀，提醒當事人要學習減壓。

09

藍色的憂鬱——因車禍截肢的受困人生

建明是高一男生，家中的次子，哥哥已經就讀大一。就讀社區高中的建明，學業成績中等，熱愛運動，跑步、籃球、足球都是他喜歡的項目，也因此交了許多志同道合的球友。

事情發生在下學期開學不久後一個放學的下午，他在學校附近十字路口穿越馬路時，一輛私家轎車闖紅燈，沒有減速就撞上他，讓他當場下肢被壓到輪下，他痛得幾乎快要昏過去。後續急救過程還算順利，但因為粉碎性骨折太嚴重，第一家醫院骨科醫師建議需要截肢，趕到的建明父母不願放棄，選擇將愛子轉送醫學中心看是否有機會。經過最權威的骨科團隊會診後，還是覺得只有截肢才能保住性命，建明從此成為輪椅鬥士。

憑著硬朗的身體，開刀與術後復健順利進行，復健科團隊也幫他準備了安裝兩側義肢的計畫。肇事的司機很有誠意，賠償了所有醫藥費用，加上父母可以接受的精神賠償金。

可是，建明身體創傷的後遺症才剛要開始。

住院治療一個月後，建明終於返家，開始練習用輪椅代步。回到學校後，同學們都很熱心幫忙他，很多人寫卡片或透過社群平台給他鼓勵。失去天生的雙腳，建明再也無法從事過去喜歡的所有運動，每次到體育課時，他都會要同學們幫他推到體育場或者體育館，看著同學們上課運動。

兩三週後，建明開始要求不再上體育課，甚至經常請假不到學校。父母觀察到他變得消沈，不像過去那樣開朗。大多數時候都在床上睡覺，每週三個晚上到附近復健科診所的義肢訓練，也變得愛去不去的，身邊親友也都發現建明的身形明顯變瘦。

因為建明跟哥哥透露了輕生念頭，家人開始擔心，徵求他同意後，到醫學中心的精神科看診，被診斷為憂鬱症，開始接受藥物治療，同時在醫師建議下，接受學校輔導中心與外聘的心理師規律地每週諮商。

☺ 諮商找出憂鬱的成因

精神科醫師初診時，詳細詢問建明的家庭狀況：建明父親獨自經營一家汽車修理廠，對客戶親切，專業能力又好，生意不錯；母親在私人公司擔任會計。父母的家庭也都沒聽過周遭親友有精神或成癮相關的疾病史。建明的哥哥就讀科技大學資訊管理，未來想進入高科技業擔任工程師。他與弟弟感情不錯，兩人都對汽車與飛機充滿興趣，常常一起聊這方面的話題，也一起看相關的節目。

建明對人和善，個性開朗，從小到大，在家族內人緣好，在學校結交不少好朋友。發生車禍後，親友與同學都透過各種方法來為他打氣加油。因此大家都不了解為何從小開朗的建明經過手術與復健後，看起來恢復得不錯，但是性格卻突然退縮了起來？

心理師與建明會談時，深入了解他的生命史。建明的父母是經由朋友介紹相識相戀，兩人都是誠懇實在的人，婚後本分工作，擁有自己的房子。兩個兒子先後出生，父母細心地栽培養育他們，卻也不過度要求。兩兄弟都很少補習，成績維持中等，哥哥後來考上高職，並順利進入私立科大就讀；建明成績稍好，考上住家附近的公立高中。

建明的父母雖然工作繁忙，但是也會安排全家一起進行休閒活動。還有假日，父親常常開車載著家人到附近風景區踏青，或是爬山享用在地美食；也曾經數次帶家人出國到日本、香港與東南亞等地旅遊。顯然建明生長於一個幸福的家庭。

排出家庭因素後，顯然，突如其來的車禍意外事件是讓建明憂鬱的最主要因素。

心理師在了解建明的憂鬱症況後，鼓勵他說出內心真正的憂慮。建明的答案也很簡單，他發現即使裝上了義肢，也無法讓他像過去一樣靈活地從事以前喜愛的運動。只要想到未來只能倚賴輪椅，無法靈活運動，建明的內心就十分鬱卒。尤其看到同學們在身邊跑跑跳跳，開心地繼續打球跑步，建明不禁感嘆自己的不幸。

在藥物的幫助下，建明的抑鬱情緒稍微改善，同時，建明也在心理師與物理治療師建議下，開始嘗試過去很少從事的水中運動。原本是旱鴨子，在教練指導下，很快就學會許多下肢障礙人士專屬的游泳技能。建明發現，雖然在陸地他的下肢殘障很明顯，但到了水中，其實也可以有許多好玩的項目。

另外，他靈巧的雙手完全沒有受到車禍影響。大家知道他喜歡汽車、艦艇與飛機模型，紛紛買給他，他用心的將這些做成精緻的成品，很有成就感。因為病況改善不少，大約六個月後，醫師同意他將藥物逐漸減量，最後停藥。看來他已經走出內心的困頓。

身心小叮嚀

人生偶爾會有不如意的事情發生，因著重大事件影響生活，出現憂鬱症狀，就是所謂的藍色憂鬱。藍色憂鬱症，有時候會因為症狀不嚴重被醫師診斷為「適應障礙」（詳見小知識）。但無論名稱為何，這種憂鬱症可以因為當事人的轉念，而獲得改善，應該是影響身心最少的憂鬱狀況。

小知識 適應障礙（adjustment disorder）

適應障礙是介於典型憂鬱症與正常壓力反應之間的狀態。往往是重大生活事件讓當事者出現短暫的情緒困擾，屬於正常反應，但是有些人反應的程度與症狀持續的時間超過預期，但又沒有憂鬱症或焦慮症伴隨的多重症狀，就會被診斷為適應障礙。有些人的適應障礙會出現憂鬱症狀，有些人則出現焦慮症狀，也有些人會沒有明顯情緒表現，卻出現行為症狀，例如非理性飲酒、暴躁罵人、破壞物品等。一般而言適應障礙的問題，可以透過短期藥物治療或是諮商解開心結後，就會減少症狀，當事人情緒或行為表現顯著好轉。

10

黑色的憂鬱——退休後的生涯危機

洪太太發病時已經六十歲，她覺得自己體力變差，記憶力退化，因此申請提早從銀行行員的職務退休。沒想到，退休後不到三個月，洪太太開始出現嚴重失眠、體重下降、想法負面、不想出門等症狀，還常常跟家人說，自己罪惡深重，甚至很想自殺。於是先生帶她到住家附近的心身科診所看診，試過很多種類藥物，失眠症狀略有改善，精神似乎也好一點。

沒想到，有一天，洪先生突然發現太太不見了，因此全家人動員，包括了成年的兒子與女兒，還有洪太太的娘家親友，都四處幫忙尋找洪太太，同時還報警請警方協尋。經過六小時，被警察發現洪太太徘徊於淡水河的一座橋上，似乎有跳河尋短的打算，在警方的勸導下帶回派出所。

家人接獲訊息趕到後，發現洪太太的精神狀況有異，於是請救護車將洪太太送到某精神科專科醫院急診，評估後，醫師認為她有重度憂鬱症，甚至合併有幻聽與被害妄想等精神病症狀（詳見小知識1）。在醫師強力建議下，先住進精神科急性病房接受積極的治療。

☺ 接受精神科住院治療

住院初期，洪太太非常不適應，一直吵著要回家，還出現幻聽症狀——在身旁沒有人的情況下，洪太太會不停自言自語，似乎在爭辯一些事情。此外，洪太太自殺的念頭強烈，甚至有具體計畫（找機會上吊），因此負責她的醫師啟動自殺防範機制，要求護理師每小時都要嚴密觀察她的動向。住院一週內，醫師就將她的藥物，包含抗鬱劑與抗精神病藥劑，都調到最高的劑量，但是她的自殺意念還是很強烈。

為了盡速改善她的症狀，在徵得家人與洪太太本人同意下，進行每週三次的電療（詳見小知識2），經過兩週共六次的電療後，洪太太的症狀終於平穩和緩，自殺念頭減少，覺得有人要攻擊她的妄想也減輕很多，幻聽也減輕了。經團隊評估，自殺防範機制也中止。

在經過一段時間，洪太太的症狀改善，身心狀況進步到可以參與病房的團體心理治療，在團體諮商過程中，她表現得很理性也有禮貌，幾乎恢復到生病前的精神狀態。住院兩個月後，終於可以帶著相對健康的精神返家，後續則繼續定期門診，規律服用藥物治療，並且搭配兩週一次的心理諮商。

☺ 探索家族病史

透過詳細問診了解病人的家族病史，對於憂鬱症診斷極為重要。尤其是洪太太出現激烈憂鬱症狀，未必是因為退休失去生活重心的改變導致。經過詢問後，才知道洪太太的娘家經濟狀況不錯，但是出現過幾位曾經也接受過精神科住院治療的親人，包括她的外公、阿姨與阿姨所生的表姐。其中阿姨與表姐也都曾接受過電療，並且這幾位親人在發病後幾乎都要使用多種藥物控制病情，如果太久沒有服藥，就很容易復發。

洪太太住院後，曾住過精神科病房的表姐也多次來探望她，以當年自己生病多次住院的經歷鼓勵洪太太好好配合治療。出院後，兩位表姐妹經常相約到醫院，分別由各自住院期間中照顧過她們的主治醫師繼續門診治療。兩位醫師都表示，這樣家族史明顯的案例，在精神專科醫院並非罕見。

表姐比洪太太大了七歲，在三十多歲時，生下第二個女兒後就發病了，當時表姐也因為嚴重自殺傾向而住院並接受電療。出院後，情況穩定了兩年，她自覺應該沒問題了，又因為藥物治療會有嗜睡的副作用，所以自行停藥，但停藥不到半年，卻又復發，而且嚴重到需要再次住院，因為家人的警覺，二次住院時，沒有動用電療。

表姐第三次住院是因為小女兒要結婚，她忙著張羅許多事情，連續好幾天沒有好好睡覺休息而又復發。這次幸好家人及早發現，住院三週就穩定下來。女兒婚禮當天，表姐的狀況已經有改善，醫師還准許她請假出去參加婚禮。

有了三次住院的慘痛教訓，表姐至今都十分謹慎地配合用藥，自覺有壓力症狀，也會提早返診，尋求醫師增加藥量幫忙度過難關，所以十多年來沒有再度復發，而且身心狀況平穩，讓她能夠多次出國到歐美等地進行長途旅遊。

洪太太聽完表姐詳細分享自己生病與治療的歷程，也下定決心要好好配合門診治療，希望不會復發，不用再次住院，更希望自己有平穩愉快的老年生活。

☺ 最罕見的憂鬱症模式

用黑色形容，主要是強調這類憂鬱症偏向體質因素，因此藥物治療絕不可少，甚至有時候還要用到電療。在精神科專科醫院的病房內，這類案例並不少，但如果跟曾經罹患憂鬱症的廣大人群相比，其實只占一小部分。

至於心理治療或諮商，則可以幫助當事人接受生病的事實，並且學習因應可能會惡化病情的種種生活壓力。

身心小叮嚀

黑色憂鬱症類型的病人不能只靠心理治療或者家庭治療就獲得治癒，藥物治療通常是最主要也是最有效的療法。不過人生不如意事十有八九，像洪太太這樣有良好家庭支持的案例只是少數，許多個案也許合併有體質與環境壓力等雙重因素，就需要更多的支持與協助。

小知識❶ 精神病症狀（Psychotic symptoms）

精神病（Psychosis）是最嚴重的精神疾病，患者的感覺與想法脫離現實，最常見的症狀就是幻覺與妄想。幻覺可以是幻聽、幻視，少數人也會有體幻覺、嗅幻覺。妄想可能是被害妄想，覺得有人針對他做出對他不利的事情；罪惡妄想是認為自己做出傷天害理的事情，罪無可赦，當事人可能因此有強烈自殺動機；關係妄想則是覺得有些明顯與他無關的事件是自己造成的，例如有病人深信 Covid-19 是因為他有一次打噴嚏後傳染給全世界的。雖然旁人看來很荒誕無稽，幻覺與妄想對當事人來説是十分真實的經驗，這種感受無法透過説服加以改變，只有有效的藥物治療，甚至電療才能明顯改善病情。

小知識❷ 電療（Electric Convulsive Therapy, ECT）

電療是針對精神病症狀或者嚴重憂鬱症狀效果最快的。治療時，需要像無痛腸胃鏡一樣，先注射短效麻醉鎮靜劑讓病人睡著，然後在病人頭部安裝電擊，以特定電壓進行電擊，透過人為方式讓病人產生癲癇症狀，通常經過約三十秒的痙攣後，病人就會再次睡著。在經過約十多分鐘，麻藥消退後，病人就會醒過來。

電療通常每週進行三次，若是有效，在治療一至三次後就可以看到效果。不過，有些病人需要多次治療，才能達到更好的效果。電療最大的副作用是會產生短暫失憶的效果，通常停止治療後，這種副作用會慢慢減退。因為藥物的效果，以及晚近發明的腦刺激療法（請見本書第42章），電療目前的使用相對少。但是對於嚴重病人，這還是相對安全有效的療法。

11

鏽色的憂鬱——
複雜創傷的生命歷程

十年前，徐小姐第一次到精神科初診時，才三十歲，未婚。與家人同住的她在私人公司擔任會計。因為極度憂鬱的症狀，以及強烈自殺的念頭來求診。

徐小姐心情不好並非新鮮事，她從國中時期就經常心情低落，但是為了不引起他人注意，她經常面露微笑，跟同學好友在一起一樣能夠嘻嘻哈哈，若無其事。在學校期間，她就曾經多次尋求學校輔導中心的協助，如果遇到可以理解她的輔導老師，經過輔導會談後，可以幫助她短暫重拾較穩定的情緒。

從高中到大學階段，徐小姐雖然日子過得並不開心，但學業成績還是趕得上，大學畢業後，她也順利地找到穩定的工作，做到目前還算稱職。事實上，徐小姐因為認真負責，讓老闆十分欣賞她，除了多次加薪，也曾邀請她擔任主管，但是她認為自己不夠格而婉拒。

求助精神科前的一年內，她有好幾位閨蜜陸陸續續走上紅毯，建立了家庭，甚至有人已經當媽了。祝福友人之後，她終於無法壓抑內心深刻的悲哀，甚至求死意念強烈，終於在一位好友的建議與陪同下來看診。

☺ 創傷經驗的烙印

初診時，醫師照例詳細詢問家庭狀況，才講沒有幾句，徐小姐就哭了，並且激動地反覆說著：「我羞辱了家門」。經過醫師安撫與探詢後，她才說出，原來在國中二年級時，有一天她被父親責罵後，負氣離家出走。沒想到正在市區某個大型公園閒晃時，被一個年約二十歲的男生騙到人少的角落，遭性侵得逞，加害者警告她不准報警並迅速離開。當時她不知道該如何是好，約過了一小時後，驚魂甫定，才勉強打了一通電話給一位好同學求救，經她轉告家人後，由母親與大姐到公園門口接她回家。

第二天，母親帶她去醫院檢查，透過醫院社工代為報警，並通報性侵害防治中心。婦幼警察隊的女警，很溫柔的幫忙做完筆錄，但是後來還是都沒有找出加害者。更糟的是，一個月後她月經沒有來，去檢查發現懷孕了，雖然很快就以人工流產方式處理好，也確定她並未染上性病。從此，她對於性就視為畏途。大學期間，曾有很優秀的學長追求她，兩人也交往了將近一年，最後在學長畢業後，徐小姐覺得自己很骯髒，配不上他，而拒絕繼續與他聯絡。

精神科醫師了解徐小姐難以啟齒的過往後，在診斷上，除了憂鬱症還加上了「創傷後症候群」（詳見小知識）。

☺ 幸福家庭外貌下的陰暗面

醫師覺得徐小姐的憂鬱問題，除了靠服藥外，更需要深度的心理治療。於是，安排每週在醫院上班空閒的時段，以一對一的方式，進行每週一次的個別心理治療，徐小姐也規律地配合時間進行會談。

透過多次會談，醫師發現，除了被性侵事件外，徐小姐原生家庭中的問題，也是讓她長期內心糾結的重要因素。徐小姐在家中四姐妹排行老三，從小她的學業成績還不錯，但是被兩位優秀的姊姊所掩蓋。她的大姐是著名事務所的律師，二姐是大學教授，而且是考取公費留學後，到國外取得博士學位的高材生。

徐小姐從小個性比較活潑愛玩，凡事有主見，因此與表面嚴謹認真，但實則道貌岸然，在大學擔任教授的父親有許多衝突。更不堪的是，徐小姐的父親重男輕女，雖然四個女兒都很優秀，但為了生下男丁，在外面包養女性，生下一位同父異母的弟弟。思想傳統的母親，礙於自己沒有工作，經濟都必須倚賴父親，對此極為隱忍，全家五個女性，都沒有人敢提到這個眾人皆知的秘密。

十四歲那年，徐小姐叛逆地逃家，卻碰到性侵的重大衝擊，讓父親有好幾年幾乎都不跟她說話，在父親眼中，她就是徹底的敗家女。她來看精神科的事，也一直交代知情的母親與姐妹務必不能給父親知道。

持續這樣治療一年半後，徐小姐表示不想浪費醫師的時間，根深柢固的負面念頭仍沒有減消，徐小姐仍覺得，只有死才能讓自己深重的罪孽可以得到救贖。在醫師評估她自殺傾向太強烈後，安排緊急住院。終於，紙包不住火，父親也知道她生病的消息，但是愛面子的父親，在她住院期間從未到病房探視。

住院一個月後，徐小姐的自殺意念下降，出院後，她繼續到門診接受藥物與心理治療，經過一年的時間，原來跟他會談的住院醫師，因為受訓期滿離職轉到南部的醫院工作，就將徐小姐轉給另一位醫師繼續治療，同時安排資深心理師繼續進行會談。七年來，徐小姐因為強烈自殺意念，又短期住院了兩次，第一次三週，第二次一週。門診藥物與心理治療繼續，出院後還是都可以回去上班，而她迄今仍是單身。

徐小姐的經歷，就是典型的「銹色」或又稱「染色」的憂鬱症。這樣命名，是因為這類憂鬱症狀往往出自於長時間的發展史。以徐小姐為例，從小生長在重男輕女的家庭，又有難以超越的優秀姊姊，讓她從小就把自己視為家庭的恥辱，再加上青春期遭受性侵甚至懷孕墮胎的經歷，更加深了內心深處的罪惡感，甚至因此放棄追求幸福的夢想。

DSM-5 對於這類長期情緒低落，對人生無望感深重的狀況，列為「持續性憂鬱症」的診斷。甚至有些心理治療學派，稱之為「憂鬱人格」。這類因為根深柢固深藏內心的陰影導致的憂鬱症狀，無法因為短期治療就能夠徹底改變，就好像金屬生鏽或是白布染上不易洗淨的污漬一樣，需要時間，才能慢慢消退。因此銹色憂鬱的個案治療歷程比藍色憂鬱難度高很多，同時也無法像黑色憂鬱那樣，透過足夠藥物治療或者電療就能改善，必須搭配長時間的諮商，透過陪伴的力量，減緩憂鬱症狀。

身心小叮嚀

銹色憂鬱是精神醫療或心身醫學很大的挑戰。當事人充滿曲折與創傷的成長之路，在

內心深處留下深刻的傷痕。專業人員長期的陪伴與深度的會談，加上當事人的毅力，也是有機會帶來更健康的心靈。

小知識 創傷後症候群PTSD（Post-Traumatic Stress Disorder）

所謂的創傷是指超乎一般失落的重大事件，像被性侵，重大的車禍，空難，致命的震災水災等。經歷過，或者目睹這些創傷事件的人，事後經常出現惡夢，過度警覺，甚至迴避相關情景的自動化行為，就有可能罹患這個病症。

以徐小姐為例，因為被性侵後，她幾乎不敢經過事發的公園，搭電梯時也一定貼緊牆壁，不敢讓任何人站在她的後方。其實，她幾十年來，偶而就會夢見當天的可怕場景。這就是典型的症狀。台灣在一九九九年發生九二一地震以來，精神醫學與心理衛生學界，就有不少專業人員投入對創傷症候群的研究，並發展治療模式。

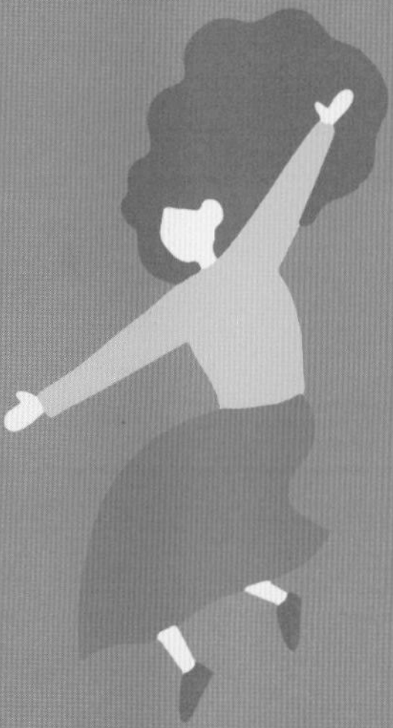

第三篇

身體：情緒的腦與身

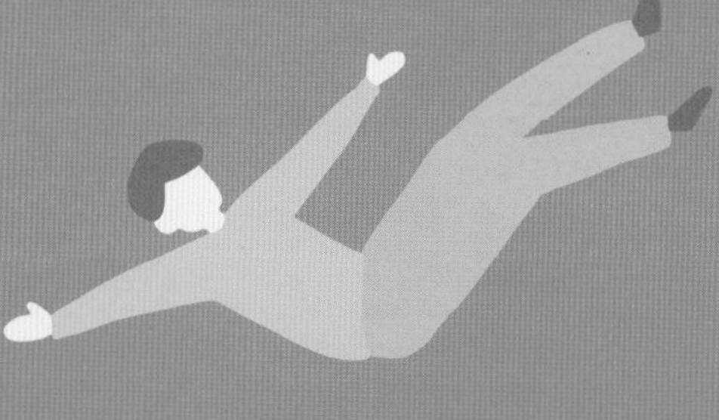

腦是所有精神心理現象的基礎，而身體與腦的運作則是密不可分。近年來腦神經科學與其他身體醫學的進展，讓我們對於憂鬱症有了更多的認識，本章的五篇文章，將分別探討遺傳性最強的躁鬱症、心臟病與自體免疫相關的憂鬱症，老年憂鬱與失智，還有青春期憂鬱。期待讓讀者更認識與憂鬱症相關的種種生理因素。

12

情緒的雲霄飛車——單極性與雙極性情感障礙

已婚的何女士為百貨公司專櫃銷售員，兩年前初診時三十五歲，有一位五歲的兒子。何女士因為持續疲倦，心情低落，甚至有自殺念頭而求診。醫師診斷為憂鬱症，開始抗鬱藥物治療，並且搭配安眠藥物在睡不好時使用。

用藥兩、三週後，何女士心情慢慢平穩，在醫師建議下繼續服用抗鬱劑，因為睡眠改善而停用助眠藥物。持續治療約半年後，何女士的先生發現她的性格改變，原本安靜內向的個性，變為愛講話，風趣與樂於表現，還常常主動邀請朋友聚餐，而且幾乎都由何女士買單。

何女士的先生覺得不太對勁，過去都是何小姐自行到診所看診，而且她堅持不要先生陪同，但是有一次在何小姐盛怒的情況下，何先生陪同她一起出現在診間，並且將最近發生的事情告訴醫師，醫師表示也有觀察到她的轉變。醫師詳細詢問何小姐近期的睡眠狀態，先生表示她顯然睡得比以前少，經常到了深夜還在做很多事情。

例如，積極規劃與朋友聚餐事宜，想舉辦高中同學會，廣邀當年同校認識的男女同學。何小姐似乎也變得異常自信，認為多次請朋友到高檔餐廳進餐不算什麼，盡管先生已經警告她近期的信用卡帳單消費金額倍數增加，她也毫不在意，繼續規劃安排更多的高額消費。

☺ 從憂鬱到躁鬱

醫師根據何小姐先生的描述，以及當場在診間看到何小姐變得明顯好辯，停不住說話的表現，診斷她當時狀況已經到達輕躁的程度，馬上停止開立抗鬱劑給她，並且改換情緒穩定劑的處方（小知識）。

何女士當場不太同意，認為過去就是太壓抑自己，現在只是好好疼惜自己。不過，她也承認最近真的不太容易停下嘴巴，很多同事也覺得她比以前聒噪，當然也有人認為她變得這麼開朗風趣也很好。

有鑒於夫妻兩人同時都在場，醫師當場衛教，介紹憂鬱與躁鬱的差別：強調躁鬱症與憂鬱症的藥物治療大不相同。躁鬱症至少分為兩個嚴重度，嚴重的第一型躁鬱症，患者通常很難有病識感，大多要強迫住院治療，持續用藥才能處理。還好，何小姐罹患的是比較輕的第二型躁鬱症，此類躁鬱症患者會有輕躁與憂鬱兩種狀態，輕躁狀態下，當事人情緒比較高昂，但是多少有自知之明，而且症狀程度比較輕，造成的傷害比較小。其中可能出現的症狀就如同何小姐會過度慷慨請客或消費，造成金錢浪費。

醫師同時還說明了睡眠與躁鬱症的關係，一般而言，躁鬱症患者睡太少容易誘發躁症。何小姐與先生回想起來，她原本憂鬱症治療狀況穩定後，但為了追劇，曾經有好幾天熬夜，睡得比較少，以至於輕躁症狀就出現了。

☺ 遺傳性最強的情感障礙型精神疾病

其實初診時，醫師詢問家族病史，何小姐曾提到有一位阿姨以及外婆，似乎都有精神方面的問題，有兩位舅舅則有酗酒的問題，阿姨是在接受治療後改善，外婆則已經過世，無法了解生前的狀況。

由於躁症發作，醫師建議何小姐回娘家詢問母親，確認得知外婆年輕時似乎住過精神病院，出院後長期使用藥物。母親回憶，她讀中學時候，看到外婆曾經也有像何小姐一樣熱心過度的狀況，現在回想起來，似乎也是輕躁發作。

躁鬱症是遺傳性相當高的精神障礙，家族當中常有許多人有憂鬱、躁鬱或者酒癮等病症。甚至有學者認為，這是遺傳性最高的精神障礙。

精神醫學界通常將憂鬱症與躁鬱症統稱為「情感障礙」（mood disorder 或 affective disorder）。憂鬱症只有憂鬱狀態，故又稱為單極性情感障礙，躁鬱症則因為可能出現兩種相反精神狀態而被稱為雙極性情感障礙。

許多憂鬱症患者，會像何小姐一樣，後來出現輕躁的現象，一旦出現了輕躁，就代表有雙極性情感障礙的體質，日後極有可能會出現情緒過高或過低的情緒雲霄飛車的狀況。長期觀察許多躁鬱症患者發現，如果缺乏持續穩定治療，有些個案情感高高低低的狀況會越發頻繁，造成生活功能極大的傷害，也對家人的生活有重大的影響。

因為憂鬱症狀求助的病人，在初診時，精神科／心身醫學科醫師都應該詳盡問診，確認是否曾經發作過躁症，是憂鬱症評估治療中，極為重要的一個步驟。

程度不是很嚴重的憂鬱症患者，可以單靠心理治療獲得症狀改善，但是躁鬱症患者，若不靠藥物協助，很難靠意志力克服躁症或者輕躁的症狀。所以雙極性情感障礙患者，最好規律服藥，以避免情緒過高或過低。

許多患者難以接受自己患有躁鬱症的診斷，這時候，需要靠有經驗的心理治療師（醫師或者心理師）安排一對一的個別治療／諮商，讓當事人慢慢接受自己有這樣的體質，並下定決心與醫療團隊配合，如此才能獲得長期精神狀態的穩定。

身心小叮嚀

因為治療用藥不同，躁鬱症與憂鬱症要做謹慎的區別，正確的診斷才能得到最好的療效，並避免發生因為情緒波動過大，甚至影響人際關係與職涯生活的問題。

小知識 情緒穩定劑（Mood stabilizers）

不同於抗鬱劑的另一種精神科用藥。這類藥物可以治療躁症發作，也可以預防躁鬱症患者發生嚴重憂鬱症狀，具有穩定極端病態情緒的特性，就是其名稱的由來。

最古老的情緒穩定劑是鋰鹽。癲通與帝拔癲這兩種原本用來治療癲癇的藥物，後來發現對於穩定躁症或輕躁症患者的情緒很有療效，這三種藥物是最典型的情緒穩定劑。目前這三類藥物也可以透過抽血確認藥物在血液當中的濃度，以確保病人使用的藥物劑量適當，有療效但又不至於產生副作用或者毒性。

最近還有多種原本治療思覺失調病人的藥物，經實驗發現對於躁鬱症病人的情緒穩定也有效果。罹患躁鬱症的病人，在憂鬱發作期間，有時還是需要抗鬱劑的幫助，但大多數仍須繼續使用情緒穩定劑，以免憂鬱在很短期間內反轉成躁症或輕躁。

13

鬼門關之旅——心臟病與憂鬱症構成雙心症

五十歲的羅先生，十多年前與好友合夥創立了一家高科技公司，經營有成，正準備併購另一家公司。他身體向來健康，有點微胖，應酬喝酒節制，偶爾抽幾根菸，但自認為沒有上癮。太太四十六歲，原本擔任幼兒園老師，十多年前孩子出生，就辭去工作專心持家。長子十五歲，正準備上高中，老二女生，國小六年級，兩個孩子都算乖，家庭生活美滿。

有一天，羅先生正與合夥人以及公司幹部一起討論公司未來擴張計畫，突然一陣胸痛後，他就昏了過去。大夥馬上請消防隊派救護車過來，學過心肺復甦術的幾位同事，發現他完全沒有脈搏，馬上給予心臟按摩。救護員二十多分鐘後到場時，帶來了自動體外心臟電擊器（小知識），馬上做了電擊，讓他恢復了心跳，也慢慢恢復知覺。

羅先生被送到醫院後，急診科醫師經過心電圖與抽血檢查，初步診斷急性心肌梗塞，心臟專科醫師立即為他做了緊急心導管，發現三條心臟冠狀動脈有兩條幾乎完全阻塞，放了三個支架後，讓他入住心臟加護病房觀察，五天後狀況確認穩定，轉入普通病房，住院一週後出院。

住院期間，羅先生被診斷出有「三高」——高血糖、高血壓與高膽固醇。他的血糖與糖化血色素高於標準一點點，但是血壓與血液膽固醇則是明顯偏高。診斷結果讓羅先生很後悔沒有更早注意自己的身體健康。

羅先生的父親是礦工，五十多歲時就中風，癱瘓臥床超過十多年才過世，全賴母親辛苦照顧。羅先生從小就知道父親有高血壓與高血脂，母親則有糖尿病，但是他以為父親因為職業緣故還罹患塵肺症、甚至有菸癮，所以他菸酒都相當節制，想必應該不會步上父親後塵。雖然羅先生中年後，每年都做例行體檢，也有醫師早就警告他有三高，需要注意，不過羅先生因為身體沒有病痛症狀，再加上公司業務繁忙，對自己的三高並不以為意。

☺ 兩種心病來襲

出院返家後，羅先生回想過去兩週，因為生病而生活秩序大亂，原本公司雄心勃勃的併購擴大計畫，因為他的入院暫時不得不延後討論。又看到老母親來醫院看他時流下的眼淚，內心十分自責，主治醫師囑咐他出院後多休息，並且開了鎮靜劑協助他放輕鬆，但他卻因此作息日夜顛倒，白天很想睡，晚上卻很清醒。

延誤公司計畫與讓老母親擔憂的自責感，在羅先生心中越來越沈重，他甚至萌生退出公司經營的想法。在家靜養期間，親友想來探望，他都請太太一一婉拒。羅先生食慾下降，體重明顯變瘦，整天疲倦無力，覺得自己好像是個廢人，甚至萌生自殺念頭，想到自己會不會像父親那樣拖累家人，就覺得不如早點離世好一點。

羅太太擔心丈夫出現的負面消極想法會出問題，於是私下幫他預約到心臟科複診時，順便到同一家醫院的精神科看診。羅先生起初對於太太的安排很抗拒，但太太告訴他孩子還小，需要他振作起來，因此他同意接受精神科的協助。

精神科醫師很快就診斷他是罹患了憂鬱症，開立抗鬱劑給他，並且建議他不要長時間窩在房間裡，最好配合心臟科團隊的復健計畫，逐步恢復正常的生活，同時安排數週的短期心理諮商。在心臟科與精神科兩科團隊的合力協助下，羅先生身體與精神狀況逐漸恢復。四個月後，羅先生回到公司上班，把工作步調變慢，有些事情開始交給同事或部屬代勞，改變了過去事必躬親的習慣。

☺ 雙向的影響

在我幾十年的臨床觀察發現，心臟血管疾病與憂鬱症很容易「共病」。一則是因為這兩種都屬於常見疾病，二則是因為這兩種疾病經常同時或先後發生在同一位病人身上。羅先生的狀況就是先有急性冠狀動脈心臟病，後來出現憂鬱症。許多研究顯示，罹患憂鬱症的患者，後來發生冠狀動脈心臟病（心肌梗塞或者心絞痛）的可能性比沒有憂鬱症的人高。

因此，醫界也都普遍認同憂鬱症是除了抽菸、三高等危險因子之外導致罹患冠狀動脈心臟病的另一個危險因子，憂鬱症與冠狀動脈心臟病似乎可能促進彼此的發生。

為什麼兩種疾病會存在於同一位病患身上？可能的機轉是「發炎」。

科學證據顯示，心臟冠狀動脈的阻塞，與其內皮細胞長期慢性輕微的發炎有關。而也有研究發現部分憂鬱症患者，身體的發炎指數也偏高。現在的醫學研究假設指向，輕度發炎與兩種常見且重大的疾病的共病有關。這類「發炎理論」是研究冠狀動脈心臟病以及憂鬱症病因時，值得進一步探究確認的一塊拼圖。因此我也會在本書後篇文章中，針對發炎與憂鬱症的關係從另一個角度去理解。

身心小叮嚀

中文的「心」是個奇妙的字眼，同時泛指我們大腦的心智活動，以及胸部中膈腔內那個終生跳動不息的關鍵器官。雙心之間的關聯性，其奧秘還有待學界更進一步的深究。

小知識 自動體外心臟電擊去顫器（Automated External Defibrillator, AED）

根據統計，因為血管硬化造成的心臟冠狀動脈阻塞，引起猝死最常見的因素，就是因為血管急性阻塞後，引起心室纖維性顫動（最嚴重的心律不整），也就是俗稱的心臟麻痺。這時候的心臟好像抽筋一樣，完全失去功能，如果不馬上矯治，五分鐘內就會造成腦死而無法恢復。

了解這樣的機制之後，聰明的專家們，發明了AED這樣所謂的「傻瓜電擊器」，在任何地方，只要發現有人突然昏迷倒地，初步判斷沒了心跳，就可以馬上進行心臟按摩ＣＰＲ，並且就近取用ＡＥＤ安上去。機器可以馬上透過電擊板判斷病人是否有心室纖維性顫動，如果是，會馬上放出適當的電擊，快速的讓心臟恢復正常跳動。

在歐美先進國家，過去幾十年，在臺灣，則是在過去十年內，很多公共場所普遍設立ＡＥＤ，期待任何旁觀者的協助，可以救回那些因為心臟病突發可能致死的寶貴生命。有些國家甚至立法，保護那些見義勇為的幫助者，避免因此惹上不必要的司法糾紛。

14

關節炎纏住的不只有身體——心身都發炎

R小姐到精神科初診時，年僅二十八歲，單身，大學畢業，是某非營利組織的秘書，與父母同住，有位大五歲的哥哥，已婚搬出去了。她在高中時期就因為手部關節疼痛，到住家附近診所治療後仍未見改善，轉到醫學中心過敏免疫風濕科，經過詳細檢查，診斷為「類風濕性關節炎」。

查詢網路，R小姐知道這個病與自體免疫失調有關（小知識），而且有可能終身無法痊癒，只能設法控制，R小姐為此意志消沈了一陣子。不過，在自己努力堅持之下，還是順利完成高中與大學學業，只是比同學們多了經常需要到醫院看診或檢查的麻煩，而且要忍受惱人的藥物副作用。

因為身體的狀況，R小姐大學畢業後，待業休養了一年，後來在醫院社工師協助下，找到目前這份非營利組織的工作，幾年下來，也算有穩定的收入，但因為病情時好時壞，雖然勉強可以不用長期住院，但是長期持續關節發炎造成了她有關節變形明顯症狀。為此，她拒絕了好幾位不錯對象的追求，選擇終身不婚的人生。

十多年來的身體疾病，其實對於R小姐的精神狀況有深遠的影響。尤其疼痛會影響睡眠，每次關節炎惡化時，她難免心情壞透了，什麼事都不想做，甚至出現自殺念頭。R小姐讀大學時，經常會去輔導中心找諮商師晤談，紓解負面心情。畢業後，醫院的社工師則是她狀況不好的時候最佳的支持。直到最近因為自殺的念頭太強烈了，在社工師強烈建議下，才開始看精神科。

☺ 發炎指數的奧秘

精神科醫師初診就診斷R小姐有明顯的憂鬱症，這位對心身醫學有相當素養的醫師，也指出她的慢性關節炎與憂鬱症有密切關聯性。當發炎指數上升，關節疼痛感會增加，導致情緒變差；相反的，情緒低落會連動發炎症狀起伏。

早在二十世紀初期，就有醫師發現類風濕性關節炎與情緒之間的密切關聯性。除此之外，甲狀腺機能亢進、發炎性腸炎、氣喘等疾病，與免疫系統相關的疾病，在當時也被發現跟精神情緒狀態有相關性。

目前所稱的心身醫學（Psychosomatic Medicine），就是從這些早期發現，加上其他針對精神心理與身體醫學之間的臨床服務與研究逐漸發展開來。在德國，心身醫學科甚至成為與精神科可以分庭抗禮的專科[1]，我有幸在德國的心身醫學科留學深造，至今仍然致力於推廣心身整合的醫療照顧，期待臺灣也能在這個領域急起直追。

☺ 精神神經免疫學

有關精神心理與免疫系統的關聯，全球的專家已經發展出「精神神經免疫學」（Psycho-neuro-immunology）這個基礎醫學專科。許多研究指出，人的中樞神經掌管精神情緒的腦部，與人的免疫系統之間，透過自主神經以及體內的化學物質，有著密切的溝通互動。

當然，免疫系統受到太多因素影響，在研究腦功能與免疫系統的互動中，十分複雜，

1. 參考文獻：對於想深入認識德國心身醫學的讀者，歡迎參考拙作「陳冠宇：德國的心身醫學。臺灣醫界40（7）：587-592（47~52），1997年7月。」

干擾因素太多，不容易有簡單的研究結論。但是這個領域研究發展，有助於對於憂鬱症與發炎性疾病的關聯性有更多的認識。

前篇文章提到憂鬱症與發炎的關聯性，R小姐就是典型症狀。根據統計，類風濕性關節炎的患者，憂鬱症的盛行率高於非關節炎的人。當然，慢性疾病本來就會增加個人的內心壓力，身體不適也會是情緒低落的原因。

R小姐除了服用抗鬱劑，同時在醫師推薦下，跟心理師做了十多次的會談，說出多年生病的煎熬，與藥物副作用造成的困擾，以及決定終身不婚的遺憾後，內心舒坦不少。手部關節的變形，經過復健科團隊的協助，暫時可以維持一定的功能。經過一年的治療與諮商後，R小姐的情緒穩定很多，就自行先停藥，返診時，精神科醫師也同意她這個決定。

身心小叮嚀

憂鬱症可能與發炎性疾病相關，顯示心身之間密切的關聯。精神心理專業與身體醫學間，應該要更多的合作，讓辛苦的病人，得到最好的照顧。

小知識 自體免疫疾病（Autoimmune diseases）

為了保護身體被微生物的入侵，所有動物都有免疫系統。從器官移植的排斥現象，醫界早就了解我們的免疫系統會辨認不屬於我們的組織。我們皮膚受傷後的發炎，其實就是免疫系統攻擊入侵細菌的現象。

但是有些人免疫系統發生病變時，免疫細胞將自己身體的組織細胞當作外來入侵者，直接加以攻擊造成發炎。最嚴重免疫系統疾病是全身性紅斑狼瘡（Systemic Lupus Erythematosus, SLE），這種病的死亡率很高，因為許多重要的器官都會受到影響。本章R小姐所罹患的類風濕性關節炎（Rheumatoid Arthritis, RA）則是另一種常見的自體免疫疾病，主要影響雙側的關節，特別是手部與膝蓋等部位。

15 失憶——失智與憂鬱

到精神科初診時已經年為六十八歲的D先生，從私人公司主管職退休已經三年了。陪同看診的太太表示，他三個月來精神很差，整天困倦嗜睡，也常常忘東忘西，有一次幫忙燒開水，竟然忘了關瓦斯爐，還好太太回家後及時發現，差點釀成火災。

問診時，D先生話很少，一臉茫然，對於醫師的詢問，大多需要太太補充甚至完全靠太太回答。他食慾沒有太大改變，體重還算正常，不會說太多洩氣負面的言語，否認有自殺念頭，但是偶爾就會說到父母還有其他也是過世許久的親友，他承認自己最近比較喜歡躺在床上，也不愛出門，記性真得變差很多。

問診時，太太補充提到，大約二十年前，D先生曾經創業，自創的公司剛開始兩年經營得還不錯，但是之後卻開始衰退不振，在太太多次勸說後，D先生才不甘心地結束公司，再重新去找工作，變成領薪水的上班族。公司收掉後，約有近半年時間，D先生情緒低落，還曾在住家附近小醫院看精神科，持續了一段時間靠藥物治療來提升情緒。

此外，詢問D先生的家族史時，他記得自己的母親，經過神經科醫師安排檢查確認，在過世前幾年罹患失智症，直到過世都需要有人從旁照顧。

D先生也擔心自己因為年紀日增，記性變差，是否也出現失智症狀，因此想尋求醫師診斷。醫師除了當場測試外，還幫他安排心理測驗、腦波檢查，以及腦部電腦斷層掃描，以便確認是否有失智的問題。不過D先生的症狀接近憂鬱症，因此先採取低劑量的抗鬱劑治療，協助他改善症狀。

☺ 真假失智

D先生進一步檢查兩週後複診看檢查結果，醫師指出，D先生的腦波與電腦斷層都沒有異常，但心理測驗部分則是因為人多還需等候結果，而抗鬱劑藥物雖沒有明顯副作用，但也沒有明顯改善D先生的狀況。因此醫師將藥物劑量提高，並且建議將心理測驗繼續延後一個月後進行，再觀察藥物治療的改善狀態。

醫師解釋，憂鬱症，特別是高齡長者的憂鬱症，許多時候會跟D先生一樣，好像失智，記性變差，反應變慢，但是雖然如此，他努力思考，許多問題最後還是會有正確的答案。這種狀況有時候被稱為「假性失智」，但只要憂鬱症的治療有效，狀況就會改善，跟失智症不可逆的病程不同。醫師也強調，他為了避免藥物副作用，所以初期使用抗鬱劑的劑量較輕，因為D先生沒有出現明顯副作用，就好好將劑量加足。而且抗鬱劑的效果緩慢，通常要觀察數週才能確認藥效。另外，為了避免因為憂鬱症狀影響心測結果，所以才將心測延後，並且增加藥物劑量觀察結果。

三週後，太太一來就表示D先生狀況似乎有改善，躺床時間變少，頭腦也靈光不少，反應慢慢恢復了。知道完整心測可能需要一、二個小時，太太詢問是否還有必要安排。醫師謹慎的表示，鑑於D先生母親失智的家族史，此時做個基本測驗，留下紀錄，可以成為未來鑑別診斷的參考。

☺ 不同的失智症

上述的案例，在精神科／心身醫學科門診十分常見。失智與老年憂鬱症，初期的症狀經常類似，難以區別。詳細的問診，通常就可能做到鑑別診斷，並且對症下藥。心理測驗可以進一步確認認知功能退化的程度，腦部影像學檢查（小知識）通常是用來證實腦部的病變，甚至確認失智的種類。

失智症的共通特性就是因為腦部病變產生認知功能的下降，甚至造成生活功能的減損，但其實失智症還可以分為許多種。在臺灣最常見的不外乎阿茲海默型失智與血管性失智。前者病程漸進緩慢，影像學呈現明顯腦部萎縮；後者經常是因為三高（血糖、血壓與血中膽固醇的過高）所致的血管硬化，引起腦部的退化所致，病程通常呈現階梯式下降，也就是很快出現腦功能退化，但之後就維持一陣子這樣的狀況，數個月甚至數年後又再次繼續退化。因為腦血管變化不會產生明顯的癱瘓或失語等確定的中風症狀，所以有時候會俗稱為「小中風」。

這兩種最常見的失智症，治療所用的策略大不相同，阿茲海默症有特別的專用藥物，血管性失智症則需要嚴格的控制三高，就可預防病程的繼續惡化。其他還有許多型特殊的失智症，因為超出本書的範疇，就不再贅述。

☺ 憂鬱導致血管性失智症

幾年前，有學者整合許多研究做出一個初步的結論：老年人的憂鬱症可能與後來發生血管性失智有關，其中最有可能的解釋，就是憂鬱症患者，對於三高這類危害健康的問題缺乏動機好好處理，以致腦部動脈硬化的問題容易形成血管性失智症。

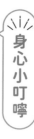

所以，憂鬱症的控制，對於至少一種重要常見的失智症是一種預防保護的措施。這就是針對老年人需要積極治療憂鬱症一個重要的理由。

身心小叮嚀

失智症與憂鬱症都是老年人常見的精神障礙，而其初期症狀不容易區別，任何情緒或者智能的改變，都要盡早評估與處置，以避免後續的惡化與失能。

小知識 腦部影像學檢查（Brain Imaging Study）

這是更廣泛的醫學影像學的一部分。一九〇一年首屆諾貝爾物理獎得主，德國人威廉．康拉德倫琴，發現X光，這種高能量放射線可以透視人體，讓醫師直接看到體內很多結構。初期的放射線檢查只能清楚看到骨骼與胸腔的變化，一九八〇年左右出現的電腦斷層技術，俗稱的CT，則讓我們可以清晰地看到身體許多組織。後來出現的核磁共振技術（MRI），則在可以沒有輻射傷害的狀況下看清楚更多身體組織。

在CT與MRI的幫助下，目前醫師可以很容易觀察到腦部許多的變化，對於各式各樣失智症的診斷是很重要的利器。只是憂鬱症、躁鬱症、焦慮症，甚至思覺失調症，以目前的技術，還是不容易透過腦部影像檢查來做診斷。

16

少女的惆悵——青春期與憂鬱症

小美剛滿十五歲，是國中九年級學生，家中的獨生女，父親是碩士級的工程師，母親曾出國留學獲得博士學位，目前在大學任教。小美的課業表現很好，父母親都不擔心，但是小美會被帶到兒童青少年心智科門診看診，是因為學校導師觀察到她左手腕一道淺淺的刀割痕，學校輔導老師和小美進行過兩次會談，覺得她可能有憂鬱症，而且有明顯自殺傾向，進而通知父母，最好帶小美到精神科就診。

小美從小發育與身心發展都很正常，在學校除了功課優異外，人緣也佳，常常聽她提到與好同學之間的互動，父母對她十分放心。小美的母親原本有幫她生個弟弟或妹妹的想法，但因為父母親工作都忙錄，雖沒有避孕，但就是沒有第二次受孕，因此他們就順其自然，專心照顧獨生女小美。

初診時，口齒伶俐的小美，給醫師留下深刻的印象，但是她對於考試可能失利的預期性焦慮，還有強烈擔心朋友不喜歡她的想法，同樣令醫師訝異。陪同的父母被邀請進入診間後，醫師簡單說明初步評估，懷疑她有青少年的情緒困擾，甚至可能有憂鬱症，他們都不太相信。

醫師建議除了服用低劑量抗鬱劑，請學校持續個別諮商外，還邀請父母跟診所的家庭治療師做幾次家庭會談。父母在兩次的諮詢中，逐漸了解——看似陽光開朗的女兒，將父母的卓越成視為她壓力的來源，因為小美具有完美主義的特質，不容許自己犯錯，不希望自己不如父母。

升學主義下被犧牲的精神健康

和小美類似的案例，經常出現在青少年精神科的門診。根據統計，過去十年，臺灣的自殺率略有下降，唯獨在年輕人的年齡層中自殺率逆勢上揚。作者曾和一些年輕學子討論時發現，多數有想法的年輕人，都透露出對於學業與人際關係深深的擔憂。

當然，年輕族群自殺率上升並非臺灣的特例，像是美國、日本、韓國等，甚至我多次造訪的歐洲，都不乏優秀學生具有學業競爭的重大壓力。臺灣與韓國的處境最為相似，兩個國家的社會氛圍，對年輕人的發展成就極為重視，卻對於精神健康／心理衛生長期輕忽。

而在青少年的個案中，類似小美的家庭狀況，因為父母忙碌於自己專業領域，家人相處互動時間不多，如果孩子沒有明顯的行為問題，缺乏親子間輕鬆但深入的會談，根本無法了解孩子的內向困擾（小知識）。

☺青春期大腦與人格形塑的關鍵時刻

許多研究都顯示，人生第一個好發憂鬱症的階段，就是青春期。這個介於兒童與成人之間的「尷尬年齡」，是人腦發育最後一個階段。

人在出生當下，所有腦細胞就已經存在，終身只會減少，不可能再增加。隨後將近十八年的成長發育，最主要的就是眾多神經連結的建立與修飾。青春期則是這整個過程的最後階段。

有專家比喻青春期的大腦好像「煞車還沒有調整好的超級跑車」。青少年對這個世界的認識幾乎已經完整了，也有足夠的智力與體力去做所有大人能做的事情，只是欠缺成熟的心智能力去自我控制，特別是情緒的控制。

腦部的發育逐漸穩固，也代表人格成長的完成。所以，精神醫學／心理衛生學界的一般共識，就是十八歲的人通常就是人格穩定下來了，下一篇會討論的人格障礙，也必須要在十八歲以上的成年人才可以診斷。

而大約中學階段的青少年期，就是人格形成的最後階段。許多的精神疾病最容易發生的年齡，也大多落在此時。

小美的案例讓我們清楚看到，在完美家庭長大，受到完整呵護的青少年，也是有不為人知的煩惱，若沒有來自成年人適時的引導與提點，是有可能做出令人遺憾的行為。許多優異學子的輕生事件，都不斷提醒整個社會對於青少年心理衛生的輕忽。

☺ 延長青春期

傳統定義十二到十八歲是青春期。不過近幾年，有些社會文化學者，則建議要將青春期的時間往前與往後延伸。他們的論點起源於，現在許多男生女生青春期的生理現象不斷提前，再加上科技進步，網路發達，許多高年級小學生，早就透過網路接觸到許許多多過去被視為「限制級」的內容，對於性知識啟蒙得早，因此倡議要將青春期提早到十歲開始。

此外，許多年輕人從十八歲開始接受高等教育，有些人還會進入研究所，如能順利二年內完成碩士學位，離開校園，進入社會時已經二十四歲了。由於不少年輕人在大學甚至研究所階段，仍舊依賴父母持續提供生活與經濟上的支持，甚至視家庭的經濟支援為理所當然。因此盡管心智上已經算成年，但是在社會經濟層面仍然依賴父母的年輕人，可能會因為兩代價值觀差異，與家庭互動有摩擦碰撞，甚至與青少年時期無異，因此才有人建議青春期的範圍甚至應該延後到二十四歲。

身心小叮嚀

無論年齡區間的界定長短，青春期是做為腦部與人格發育的最終階段，也是孩子由家庭，透過學校的中介，逐漸進入廣大社會的過渡期，一個容易發生憂鬱症的好發期，要避免產生青春殞落的遺憾，都有賴大眾對於青少年心理健康的重視。

小知識 內向行爲障礙（Internalizing Disorders）

兒童青少年精神醫學專家，對於兒童青少年的情緒行為障礙有內向型與外向型的大分類。外向型就是眾所周知：參加幫派、使用毒品、偷竊、暴力犯罪等，較常見於男性；相反的，內向型就是憂鬱、焦慮、拒學、飲食障礙（厭食症、暴食症）等。

同樣是不去上課，內向型的被稱為拒學，外向型的則是逃學。外向型大多是行為問題，最糟的後果就是固化為「反社會性人格」，成為社會治安的不定時炸彈。內向型通常是情緒問題，但如果有行為產生，例如：自傷、自殺、餓到甚至有致命危險，對當事人與家人的影響也不容小覷。

無論是哪一種青少年的情緒和心理問題，如果能在這階段就積極處理，都能事半功倍，若是任其發展，未來家庭社會要付出的成本將會十分巨大。

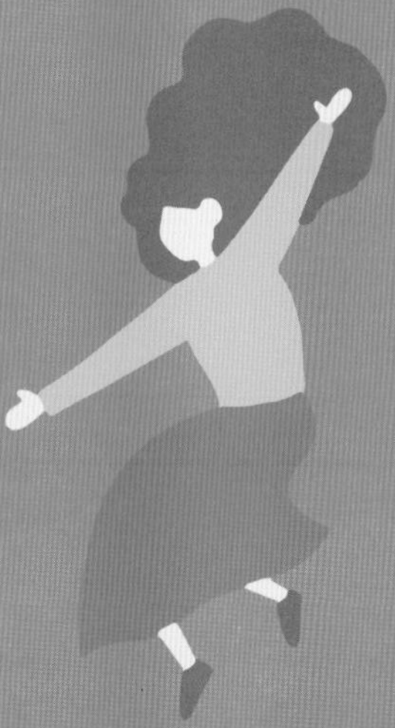

第四篇
心理：個性與思考習慣

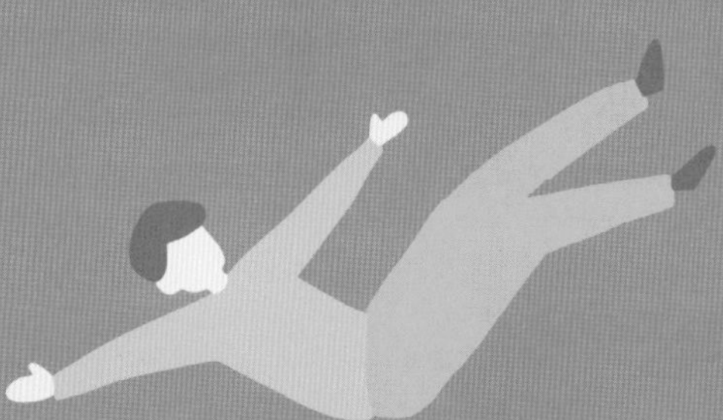

心理現象與身體原本無法完全切割，但當今的科技仍然無法用腦部生理的運作，來充分理解我們的心智。一百多年來，以佛洛伊德為先驅的大師，針對心理現象有許多的假說與闡述，經過臨床驗證，有其實際的價值。

對於憂鬱症心理層次的理解，本篇將從容易發展出憂鬱症狀的人格特質開始介紹，接著簡介所謂的人格障礙，然後討論固著信念對於憂鬱產生的重要性。再來介紹幼年成長對於憂鬱形成的影響，最後一章透過兩種典型來呈現憂鬱症患者不同的人格心理形貌。

17

老闆永遠信任的好部屬——憂鬱與個性

劉小姐，三十一歲，在一家外商公司擔任部門主管。從優秀的大學畢業，工作兩年後到國外拿到管理學碩士學位，進入目前這家公司後，因為表現優異，不到兩年，就升為主管，手下有五位部屬。因為做事認真負責，上級交代的任務使命必達，也處處為部屬著想，幾乎不對他人的要求說不，是個人人稱讚的幹部。

她有弟弟與妹妹各一，劉小姐身為長姐的卓越表現，讓弟弟妹妹十分欽佩，父親母親也很高興有這樣令人稱羨的女兒。感情上，劉小姐與大她一歲、擔任工程師的男友，交往多年，已經論及婚嫁。她可以說是典型的人生勝利組。

事情發生在三個月前，因為換了一位外籍主管後。新來的是不苟言笑的P女士，說話語氣比較不客氣，經常用質疑的口氣詢問事情。劉小姐負責的客戶來到公司洽公，P女士總是顧著直接與對方討論，很少讓劉小姐發言，讓她懷疑自己是否已經失去長官的信任。原本就戰戰兢兢做事的劉小姐，發現自己再怎麼努力都無法獲得P女士的肯定。

她開始失去自信心，覺得是否真的沒有把事情做對。她留在公司加班時間變長了，回到家也常常反覆上網，確認自己的工作是否確實完成，睡眠時間明顯壓縮。她的食慾變差，看起來瘦了一圈。家人跟男友擔心她，但她覺得自己身體沒問題，一定是不夠努力，才讓新的老闆不開心。

讓男友警覺的，是一次兩人參加朋友聚餐，劉小姐一反平常的節制小酌，竟然喝掉幾杯烈酒，回家造成宿醉。第二天等劉小姐醒來，他關心女友怎麼會這樣。劉小姐終於忍耐不住，哭著責怪自己，並且表示已經很久都睡不好，所以最近也會自行喝一點酒助眠。宴會時，聽到友人職務升遷的消息，覺得自己一無是處，就想多喝一點來麻醉自己。

經男友苦勸，並且陪同劉小姐一起去看精神科醫師。醫師發現劉小姐有明顯的憂鬱症狀，甚至已經潛藏自殺想法。男友被請進診間後，醫師詢問他是否認為劉小姐是完美主義者，男友猛點頭，但劉小姐則否認，覺得自己只是盡本分，所做的事情根本稱不上完美。

☺ 完美主義者是易發生憂鬱症的人格特質

劉小姐的狀況，是常見的憂鬱症故事。完美主義、過度認真負責、處處討好別人、犧牲自己，是許多憂鬱症或者焦慮症患者常見的個性。

所謂的完美主義與追求完美的精神，只有一線之隔。後者是努力追求完美的態度，心態健康者，會知道在某些狀況下，不夠完美的表現或結果也是可以接受。但是完美主義者的問題，則是不容許一點點差錯，缺乏彈性。

過度負責的態度也是個問題，有時候會到達沒有界線的地步，把別人的心情當作自己的責任。就像劉小姐就把取悅P女士當作自己的職責，如果無法聽到主管對她的肯定言詞或者滿意的笑容，就好像是自己的錯。多次挫折感累積，情緒就崩潰了。

筆者多年來診治憂鬱症患者，發現這類患者都缺乏有意義的休閒生活。「力求完美，使命必達，過度負責，無法放鬆」可以說是這些人的共同特色。這樣的特性，對於當事人周遭的上司、同事與親友，是很受歡迎的，問題是，他們都沒有培養自我照顧，適時休息與充電的習慣來平衡自己的身心。

由此可見，個性與憂鬱症的發生具有高度關聯性。劉小姐代表眾多憂鬱症患者，也許是天生氣質，或是後天養成的習性，日久成為固化的人格特質。人生際遇順遂時，這樣的個性不成問題，但這種求完美不容許犯錯，並且一味檢討自己的討好姿態，一旦工作或生活上發生波折，無法成就完美的性格，就成為壓垮駱駝的最後一根稻草，將身心都推入憂鬱的深淵。

身心小叮嚀

罹患憂鬱症的人不是只有追求完美的性格，憂鬱症樣貌是多樣化的。由於成年人個性往往是經過長年累積形成，並非短期內可以改變與調整的。憂鬱症的發生，是提醒當事人，在自我照顧上，需要學習新習慣，以平衡過去積累的僵化個性，患者要能夠自行體認到這點，並且開始調整，才能逐漸走向健康。

18

令人困惑的朋友——極端的人格

B小姐，24歲，因為企圖跳樓自殺，被同居的男友Y先生送來精神專科醫院急診求助。這不是她第一次做出輕生的動作。晚一點趕到醫院的母親告訴醫生說，她從國中階段碰到霸凌事件後，整個人變得很極端。好的時候，很體貼人，處處為人著想，但碰到讓她不滿的事情，就會翻臉，激動異常，甚至嚴重時，就像這次這樣，吵著要結束生命，家人都很擔心。

因為反覆的憂鬱發作，B小姐在高中就開始看精神科，多數時候都有服藥治療，期間斷斷續續與學校輔導老師會談。成績不錯的她，還考上國立大學，住到外縣市。離家生活一度讓B小姐覺得自在開心，平靜地度過第一學期到了大一下學期，和第二任男友交往後，家人就經常收到她傳來令人不解的訊息：一下子說這位大一屆的學長Z先生是怎麼風趣幽默，真的令人欣賞；但第二天卻又傳訊抱怨他是人渣，毫不通人情。家人苦勸她乾脆停止交往，讓自己清靜一些，她反而又會抱怨自己一個人在外地求學生活很孤單。

升上大二，她跟Z先生的不穩定關係，終於導致一場嚴重的衝突，她割腕自傷被送到急診處理，學校也啟動特殊學生關懷機制。B小姐覺得自己自傷失控很沒面子，不想跟同學再見面，決定休學回家。返家後，B小姐的情緒仍然時好時壞。有時候是貼心的女兒，會去住家附近麵包店打工；不好的時候，則與家人爭吵後，就關在房間，除了上廁所，幾乎不出來。那段時間，母親也不太確定，她是否私下還有跟Z先生交往。

一年後，B小姐復學返校，結交了現任男友，是另一所學校的畢業生，大她五歲，擔任健身教練。Y先生似乎比較能夠安撫B小姐，偶爾也會陪同她去看精神科醫師，但是為了用藥的想法不同，她換了三個醫師。學校的諮商，則不太規律。有時候，她覺得自己很好，根本不用諮商，有時候則是抱怨諮商師不能同理她。學校的功課，她大致可以趕上，但有兩門必修課，因為忘記繳交期末作業以及缺課太多，被迫重修，只好延畢一年。在校最後兩年，B小姐搬出學校，與男友同住，看起來似乎穩定許多。

事發一週前，朋友傳來一張相片，疑似Y先生與另一位女生親密共餐，讓她十分生氣，質疑Y先生。Y先生極力否認劈腿，並且怪B小姐太多疑了。兩人就這樣吵了一週，男友受不了，揚言搬出去要跟她分手。直到B小姐傳來準備跳樓的想法，並且貼上住屋八樓屋頂的相片，Y先生驚覺不對，馬上回去找她，並送她到急診。

☺ 危機處理

因為B小姐強烈的自殺意念，並且有具體的計畫，急診值班的醫師建議讓她短期住院，以度過目前這個緊急的狀況。原本不願意的她，看到趕來的家人，特別是母親的流淚，態度慢慢軟化，簽字入院。

在病房內，她很快冷靜下來。看著比她更嚴重的病友，開始反思。原來B小姐的父親與母親分別是中學、小學老師，對子女教養向來一板一眼。比B小姐大上一歲的哥哥個性沈穩，相較之下，B小姐從小就以古靈精怪的活潑個性討家人歡心。有時家人為此開心，但也偶而斥責她太幼稚。直到進入國中，遭逢霸凌事件，讓她的性格丕變，處事方式變得極端，一方面很不信任自己與別人，擔心自己這麼脆弱，跟別人太親近，若是被背叛，就糟了；離群獨處不久，又覺得孤單無聊，很想找人聊天，因此B小姐對於自己的情緒變化也是無法掌握。

B小姐不算短的精神科治療歷程中，至少有兩位精神科醫師診斷她有邊緣型人格，B小姐自己上網找相關症狀資料，也覺得自己似乎是邊緣型人格——極端又強烈的情緒表達方式，多年來，的確讓自己與親近的人受盡苦頭。

經過兩週住院，B小姐情況趨於穩定，答應出院後會克制自己的自殺衝動，並規律返診接受藥物與心理治療。

☺ 某些人格障礙是憂鬱症的長期危險因子

在憂鬱症患者中，有一類型會合併「人格障礙」。所謂的人格障礙是指在認知（想法與信念）、情感、人際功能與衝動控制上，長期有困擾的狀況。

B小姐從青春期開始，就出現多次不穩定，甚至自傷或企圖自殺的狀況，親密關係雖可以維持，但是反應經常過度激烈，最嚴重時都瀕臨致命的情境，應該可以符合「邊緣性人格障礙」的診斷。

除了邊緣型人格障礙，許多有「做作性人格障礙」（或可以譯成「戲劇性人格障礙」）、「自戀性人格障礙」的人，也會有衝動控制與人際互動上的困擾。這三類人格障礙，通常被歸類為「B群人格障礙」，特色是戲劇化、情緒化與不穩定。

「反社會型人格障礙」，也被歸類於B群人格障礙，主要特徵則為反覆欺騙，藐視法律，對人毫無同理心，是許多暴力犯罪的原因，因為精神醫療對這群人沒有特別有效的療效，被臺灣的精神衛生法排除在精神醫療的服務範疇之外。這群人需要治安司法與矯正機構的幫忙，以避免他們對整個社會的傷害。

此外，所謂的「強迫型人格障礙」、「畏避型人格障礙」與「依賴型人格障礙」，歸類為C群人格障礙，特色是容易焦慮與害怕。罹患這類人格障礙的人，也很容易合併憂鬱症。

A群人格障礙包括「妄想型人格障礙」、「孤僻型人格障礙」與「思覺失調型人格障礙」，這些患者共通的特色是行為怪異，因為他們傾向獨處，相對來說，比較少主動尋求精神醫療的協助。

人格障礙既然屬於個人的長期特質，處理起來就不像單純的憂鬱症那麼的輕鬆或容易見效。憂鬱症狀，有時候只是當事人長期生命歷程中經常出現的現象。

B小姐這樣的邊緣型人格障礙患者，如果可以持續用精神藥物減輕情緒與行為的過激狀態，並且配合個別心理治療／諮商，協助整合內心許多矛盾的想法與感覺，甚至必要時，透過團體心理治療或者家庭會談的協助，都可以慢慢的改善病情，重拾健康。不過，人格障礙患者的治療與照顧，需要數年以上，而患者的親人或好友，則是治療過程中，不斷鼓勵當事人持續治療的支持力量。

身心小叮嚀

人格障礙是憂鬱症的常見危險因子，目前已經有相當成熟與有效的治療模式，這些經常需要一整個團隊，包括精神科醫師、個別心理治療師（小知識1）、個案管理師（小知識2）等，必要時甚至要有團體治療師與家庭治療師等共同協助。雖然困難，人格障礙還是可以因為專業團隊的協助獲得改善。

小知識❶ 心理治療師（Psychotherapist）與家庭治療師（Family Therapist）

提供個別或團體心理治療的專業人員都可以稱為心理治療師，這個角色在臺灣通常是由臨床心理師或者諮商心理師擔任，許多受過訓練的精神科醫師，也會提供專業的心理治療服務。此外，受過訓練的社工師、護理師或職能治療師等，這些具有國家發給證照的專業人員（詳見本書前言的附錄）。也可能提供心理治療服務。

家庭治療師或伴侶治療師，則是提供家庭或伴侶治療的專業人員，在臺灣同樣是由上述常見的專業人士進行執業。必須釐清的是：「心理醫師」是媒體與大眾慣用的稱謂，但在法律上與醫學專業上，定義不明，建議不要繼續使用。

小知識2 個案管理師（Case Manager）

重大慢性病治療過程中，醫院會安排個案管理師幫忙協助病人，整合所有專業服務資源。例如癌症病人的治療過程，可能經歷外科手術、放射治療、化學治療、術後復健等階段，會由不同專業治療團隊經手處理，這時候個案管理師的角色就是協助病人，搞清楚自己該在什麼時候、接受什麼專科團隊的醫治與協助。

精神科中，對於有嚴重精神症狀的個案，如果被診斷出是人格障礙患者或是有自殺危險的個案，個案管理師的角色就是彙整醫生診斷，安排當事人適時接受精神科門診、藥物治療、個別會談、團體治療等。二〇二二年，臺灣成立了「臺灣心理治療個案管理學會」，規劃訓練更多的專業心理治療個案管理師，來幫助日益增加的個案。

19

貝克醫師的發現——僵化的信念與憂鬱

大約一九六〇年代前後，美國的精神科醫師亞倫．貝克（Aaron Beck），根據多年臨床治療的經驗，發現憂鬱症患者，有著僵化固著的思考模式，造成他們陷入憂鬱的思想以至於無法自拔。他從這個發現研發了針對憂鬱症的認知治療（Cognitive Therapy），超過半個世紀以來，許多憂鬱症患者透過這個療法，獲得了改善甚至痊癒。

Q同學是大學一年級新鮮人，學校新生健康篩檢發現她有頗高的自殺傾向，在導師強力勸說下，首次踏進諮商中心接受評估與後續處遇。初次訪談的輔導老師對她印象深刻：長得甜美，口條不錯，思路細膩，卻有著十分灰色的人生觀。

正式收案後，輔導老師持續每週會談，逐步探究Q同學心中的灰色地帶。

Q同學在訪談初期相當有戒心，因為高中時，她曾不經意向一位當時信任的導師，吐露了內心裡面想要自我毀滅的念頭，也被導師引導至輔導中心，由輔導老師約談了解。但是因為她擔心自己被貼上「問題學生」的標籤，此後，她對高中的所有老師與同學都十分防備，極力隱藏內心深處的真實想法。

直到考上自己喜歡的大學與科系，對新學校十分喜愛，再加上輔導老師會談時，顯露出的真誠關心，終於讓她放下心防，娓娓道來多年來極力掩蓋的負面情緒。

幾乎每次會談都會講到哭的Q同學，一直覺得自己是個失敗者，沒有考取第一志願，就代表自己真的不如人。不過，在市場賣豬肉的父母親，學歷都不高，對於她能上國立大學，已經十分滿意。好強的Q同學，只要想到父母辛苦賺錢，從小到大對她極力栽培，讓她念私立中學，但是自己的成績永遠無法名列前茅，經常充滿挫折感。

貼心懂事的她，看到辛苦工作的父母親，從不敢透露內心這些負面想法，回應父母親的關心詢問，總是「報喜不報憂」回答「一切都很好」。

另一方面，Q同學很羨慕目前分別就讀高中與國中的弟弟們，盡管他們成績遠遠不如自己，天天都是開開心心地上學；而她心裡卻又同時期待弟弟們能成為父母親驕傲，因此也會生氣弟弟們沒有好好讀書，幫忙家事也是零零落落。Q同學甚至一直覺得自己要作為弟弟們的好榜樣，只是她多年來忙於課業，很少到父母親的攤位幫忙，也讓自己充滿罪惡感。

除了對家人的負面情緒，Q同學提到家庭以外的人際關係，也是滿滿的歉疚。因為她經常當好朋友的「垃圾桶」，看到別人不開心就會關心，極佳的親和力讓許多人樂意對她傾訴內心的苦楚，別人無奈的生活，無論是感情困擾或是家人衝突，她又幫不上忙，只能用常見的勵志格言安慰人家，事後她會覺得自己是虛偽做人，辜負了別人對她的信任。

☺ 扭曲而僵化的信念

Q小姐的困境，是許多憂鬱症病患常見的問題。

對自己極高的要求，過度的負責任，無法原諒自己達不到完美，不斷地苛求自己，偶爾也會對一些人作出嚴厲的要求，讓自己陷入極深的罪惡感中。這樣的感覺，導致憂鬱的情緒，但因為擔心自己脆弱的內心世界被看見，又十分防衛，極力撐起陽光明朗的假象。

「以偏概全」是她的思考習慣，沒有考上第一志願的事實，竟然可以讓她否定自己多年來的努力。朋友的困擾，她也當成自己的責任，如果無法實質幫上忙，就否定自己作為友人的價值，忘記陪伴他們就已經是很好的付出。

「事事關己」則是Q小姐另一個僵化的信念。她把弟弟們的行為或者好友的心情都認為是自己的責任，無限制增加內心的負擔，讓自己無法休息，經常處於難過懊悔當中。

「災難化思考」則是她面對事件經常有的習慣，例如：有一次班上小組作業時，因為記錯完成的期限，自己的部分開了天窗，她馬上認為課程要被當掉，而且會害到所有組員。雖然老師與組員都告訴她沒關係，一週內補上就可以了，她仍然十分歉疚，甚至有自殺以謝罪的念頭。

對於這些固著的想法，貝克博士用「自動化思考」或者「基模」(Schema)來命名。他發現，憂鬱症病患對自己、對他人，還有對世界，經常有負面的看法，以至於覺得人生暗淡，心情低落。為此，他發展了相關的治療法，也就是本書第三十七章要深入探討的「認知治療」。

身心小叮嚀

彈性的思維是健康心靈的特徵，僵化扭曲的想法，與憂鬱症的發生有很大的關聯。至於僵化的思考模式，有許多不同的起源，這是在本書第五與六兩篇中會更深入探究的重點。

20

幼年經驗的深遠影響——精神分析學派的啟發

十九世紀末，一位來自奧匈帝國（奧地利與匈牙利的前身）首都維也納的醫師，對於人的精神現象十分著迷，特別是後來被歸類為「精神官能症」的精神行為障礙。為此，他進行過多年對於死亡者的腦部解剖，還曾遠赴巴黎跟隨當年最著名的神經科學大師學習，甚至還拜師鑽研催眠術。可惜，這些都無法對精神官能症的發生提供解答，遑論發展出有效的療法。

為了解決未解之謎，他發明了精神分析術——診療時，讓病患半躺，盡可能的自由聯想並說出內心的種種，他自己則坐在患者看不到的後方，只用簡單的語句導引詢問個案。這樣的方法，基本上需要每天進行（除了假日以外）。多年下來，他有了一些發現，寫出許多的書，也教授很多學生，他所創立的「精神分析學派」，算是近代心理學的濫觴。

在那個對於腦部研究方法仍十分原始的年代，佛洛伊德提出了精神或心理（Psyche，來自古希臘文）的概念，從人類的本能開始理解。佛洛伊德認為，人類試圖透過整套的心理結構，平衡生理上的驅力與外在社會的規範。這套理論，經過後來心理治療領域的大師們不斷精進闡釋，對於正常心理發展以及所謂的「精神病理學」（小知識）都有很多很好的論述。

有關精神分析理論的深入討論，不在本書的範疇，在此要引用精神分析學派的概念，就是對幼兒心理發展的重視。在正統精神分析專業訓練中，有一個課程是受訓學員必須到志願者的家庭，觀察嬰幼兒，再藉由觀察中發現嬰幼兒或孩童的心智發展。

☺ 母親精神異常的影響

親自照顧過嬰幼兒的任何人，都會同意，這些還不會說話與行走的「小人」，不只需要喝奶、攝取副食品、換尿布等基本生理照顧，還需要有大人跟他們互動，對著他們說些簡單的話語，與他們一起笑，引導他們觀察這個世界等等。

研究顯示，那些在育幼院，因為人力不足而無法被大人們細心照顧的小孩，即使營養與衛生需求獲得滿足，因為缺乏足夠的互動刺激，而有發展上的障礙，許多小孩即使長大之後，獲得彌補當年匱乏的機會，但大多為時已晚。

當代的神經科學，已經證實，人生最早的幾年，腦神經細胞間的連結快速成長，這個過程可以因為外來合宜的刺激獲得促進。

有兩種不幸的狀況則會深深地改變嬰幼兒健康成長的過程，甚至與成年後的憂鬱症發生，有著密切的關係——幼兒母親的憂鬱以及幼年創傷事件。

憂鬱症是如此的常見，所以不必驚訝，許多新手母親，也有可能是病人。流行病學資料顯示，在生產前後的孕產婦，比其他人生階段更容易發生憂鬱症。這些所謂的「周產期憂鬱症」，或者是更常聽到的「產後憂鬱症」，與懷孕過程的內分泌變化有關，也有可能與母親的體質，還有生產時的家庭內互動有關。

對年幼的孩子來說，在人生最初幾個月或幾年內，是否有可以提供適當心理照顧的人，對於早期心智發展非常重要。甚至研究發現，處於憂鬱狀況下的母親，是幼童發展出精神疾病重要的危險因子，當然這也包括憂鬱症。

筆者是兩個孩子的父親，當小孩還在襁褓時，最讓我訝異的是內人，也就是孩子的媽，居然可以從孩子的哭聲，分辨出孩子是餓了？尿布髒了？還是生病了。而我像個呆頭鵝似的父親，只能從母親的細緻觀察與照顧中，學到很多功課。

由此想見，如果母親因為自己的情緒困擾或者其他精神問題，而無法分辨幼兒的細微需求，或者知道了，但因為自己狀況而無法給予適時的回應與照顧，對於發展中的小孩，一定會有不利的影響。

☺ 早年創傷經驗

這個世界真的充滿危機。發展中的幼童，因為渺小脆弱，經常成為天災人禍下受創最深的族群。在車禍、火災、淹水、地震等常見的災難新聞中，不難看到受災的大人們都已經難以承受，何況是還未成熟的生命？

不過，有些對兒童帶來創傷的，則是大人們有意無意的傷害。虐待兒童在專家眼中分為：身體虐待、性虐待、言語虐待，還有疏忽。疏忽是指照顧者因為種種因素，無法對幼童提供足夠的照顧，如同前段提過，母親的精神異常無力照顧子女。至於身體、性與語言方面的虐待，則是大人無法控制自身的情緒、慾望與行為，主動加諸於小孩身上而犯下的罪行。

也許所有的父母都會承認，再怎麼可愛的小孩子，難免有令人難以忍受的時刻。特別是當照顧者自己因為工作不順、婚姻失和或是家人衝突等因素，內心平和也無法維持時，幼小脆弱無力抵抗的孩童，經常成為失控大人在挫折或憤怒時，發洩的對象。

筆者在診間，經常聽到許多成年的憂鬱症患者，被問到原生家庭的狀況時，瞬間潸然淚下，有的馬上坦承小時候經歷過可怕受創事件，有的則輕輕帶過，但是在後續複診時，才慢慢揭露不堪的童年往事。

☺ 保護因子：韌力

當然，不是所有在幼年經歷過不當對待的人，後來都有精神疾病。許多人曾經有匱乏、貧窮、忽略，甚至暴力與嚴重創傷的負面經驗，終生都沒有出現精神疾病，有的甚至後來十分優異成功，成為勵志故事的典範。

對此，兒童心理專家提出「韌力」（Resilience）的概念。也就是面對逆境，可以克服，甚至轉化逆境為勵志的動力。這並非罕見的狀況，但比起早年的創傷經驗，似乎相對少了一些。創傷與韌力，一個是危險因子，一個是保護因子，如何減少前者的傷害，促進後者的生成，還是學界不斷探究的重要主題。

身心小叮嚀

每個成年人都經歷過童年，但我們無法記住自己早年的大多數事件。嬰兒不會說話，幼兒言語能力有限，無法描述當下的經驗，不過許多臨床觀察與科學研究都指出，早年成長對於健康心身的重要性。在少子化的年代，保護我們的新生代，是整個社會無法逃避的重要責任。

小知識 精神病理學（Psychopathology）

在身體醫學，有病理學（pathology），探究身體許多器官的病變，晚近的科學甚至超越組織與細胞層次，開始研究分子層次的病理變化。

在精神醫學，除了失智症或者傳統的「器質性精神病」外，大多無法在腦部找到明顯的病變。這些生病的人，呈現的異常思考、情緒或者行為，只能透過觀察患者，並根據他們互動與對話去了解。這些描述妄想、幻覺、狂躁、憂鬱、焦慮、畏懼等病態精神狀況的科學，就統稱為精神病理學。

大多數精神病理現象，真正的本質與其發生的原因，一直是精神醫學專家極力研究的對象。腦神經科學、心理學、社會學、人類學的專家，對於這些形形色色的病理現象，都有很多的論述，也有相當多的證據支持其論點。

在心理學界，所謂的「病態心理學」（abnormal psychology）其實與精神病理學相當。

21 關係與自尊

☺ 失戀的折磨

Z小姐五十歲，因為憂鬱症復發來求診。她表示，這不是她第一次看精神科，大學時候，因為失戀想自殺曾尋求精神科醫師協助，靠藥物治療一段時間，也在學校做過短期諮商，後來因為認識了新男友，也就是她的前夫，很快就恢復了精神，也沒有接受任何精神治療。

Z小姐與前夫關係原本很好，認識五年後，步入禮堂，陸續生了一對兒女，沒想到，婚後十年，在友人提醒下，確認先生有外遇。Z小姐在娘家父母支持下，決定離婚，將親愛的子女留給先生照顧，自己搬出來獨居，重新回到職場工作，讓自己可以經濟獨立。

剛離婚的Z小姐，當時憂鬱症復發有近一年多的時間，藉由藥物治療後改善。Z小姐因為認識比她小三歲的K先生，兩人交往後，又恢復情緒平衡，也停止治療。因為有過失婚的經驗，也因為要繼續規律地探視孩子們，Z小姐不敢貿然再婚，與K先生兩人維持密友關係，偶爾會到對方的住處過夜。

K先生是豪爽的商人，朋友多，經常應酬喝酒宴樂，Z小姐偶爾參與，很欣賞他的風趣與交友的能力，也很慶幸有這樣的伴侶，讓自己的生活變得多采多姿。Z小姐的兩個孩子知道當年是父親背叛母親，並不怪她的離開，前夫後來再婚生了一個女兒，子女跟繼母關係疏離，與母親雖然見面時間不多，但感情還算不錯，他們跟K先生關係也很好，她形容這段期間是人生最愉快的階段。

五年後，K先生在公司工作時突然昏迷，被員工送到醫院急救，診斷為急性心肌梗塞，緊急做了心導管並裝上支架，但是意識並未恢復，入住加護病房數天後還是不治。K先生身後留下不少遺產，Z小姐不僅獲贈一間還不錯的大廈公寓，自己還有一份穩定的工作，生活算是無虞，但是，面對孤單，她又開始憂鬱了。

精神科醫師問她是否無法獨處，想想也是。回顧過去三十多年來，幾乎每次憂鬱症發作，都與情感波折有關。失去戀人，好像生命就沒有意義了。

☺ 失敗的恐懼

M先生五十五歲，因為憂鬱症復發，到精神科求診。M先生是位為人正直，充滿正義感的樓管公司幹部，擔任某豪宅大廈的管委會總幹事，與小一歲的太太育有兩個兒子，大兒子剛從大學畢業，正在服兵役，小兒子則是大一新鮮人。

M先生的老家在中部鄉下，父親務農，母親家管，是很傳統的原生家庭。M先生是家中獨子，從小備受期待，姐妹們都只接受中學教育，很早結婚離家，只有他讀到大學，甚至碩士肄業。

M先生第一次發病是因為當年大學聯考失利，無法考上國立大學，自覺對不起辛苦栽培他的父母，還有從小寵愛他的祖父母。放榜後，強烈的罪惡感引發失眠、食慾下降、體重減輕等症狀，也曾萌生自殺念頭，但想到這樣更對不起長輩們，而壓抑下來。當時，心疼他的母親，背著父親，帶他去看精神科，也服用了將近一年的藥物，心身狀況逐漸恢復，後來上大學後適應得還好，才停藥與看診。

大學畢業，服完兵役後，M先生到北部求職，順利進入某貿易公司工作，工作勤奮，頗受賞識，M先生認識了後來的太太，很快地訂婚、結婚，陸續生下兩個兒子，當時算是最順遂平靜的人生階段。

M先生考量要往商界發展，應該在管理方面再進修，因此報考碩士在職專班，也順利考上。研究所期間，他認真學習，不過因為與指導教授的理念不同，而無法完成論文。這個挫折，讓他第二次發病，覺得自己怎麼連個碩士都無法讀完，該如何對長輩與妻兒交代。當時也是失眠、體重下降，甚至請醫師開立診斷書，向公司請了一個月的病假休息，靠著服用藥物後逐漸改善。

十年前，原來公司因為老闆決定移民而解散，M先生被資遣後，找到目前的工作。中年轉職，而且薪水變低，內心很不好受，還好當時還在服用抗鬱藥物，太太不斷鼓勵他，而且太太也有工作，因此房貸與生活費還可以應付，當時的轉職危機還算平靜度過，M先生的憂鬱症沒有再度復發，後來也停用藥物至今。

M先生的認真負責，與沈穩勤奮的個性，在樓管公司得到主管賞識，很快就升任主管，兩年前被調到高檔豪宅大樓擔任副總幹事。半年前，原來的總幹事退休，他名正言順扶正。經過半年的觀察後，他與部屬精心擬定了一個新年度工作計畫，慎重的向管委會提出。沒想到，有兩位委員對這個計畫嚴厲的批評，他努力解釋還是無法讓他們滿意，提案只好擱置。想到自己與同仁好幾週來的細心規劃，竟然被批評得體無完膚，內心羞愧交加，晚上睡不著，飯也吃不下，看來憂鬱症又復發了。

兩種憂鬱的典型

Z小姐與M先生的憂鬱症狀類似，都是失眠、食慾與自信心下降，甚至有輕生念頭。但是其背後的心理狀態很不相同。有學者將這兩種典型歸類為「依賴型憂鬱」與「內省型憂鬱」。

依賴型憂鬱主要與親密關係有關，像Z小姐如果沒有一個心理上的依賴對象，就很容易進入憂鬱的狀態。有些人雖然沒有愛戀對象，但是跟原生家庭緊密連結，父親或母親的過世，則會引發嚴重的危機。筆者聽過多位個案述說：「如果母親走了，我也不想活。」

內省型憂鬱則與高度的自我要求有關，M先生從年輕時起就自律甚嚴，但碰到挫折，如果無法轉念，很快就否定自己的價值，陷入憂鬱的漩渦。這個個案的特徵是高度的責任感，加上完美主義的個性，又缺乏可以平衡的興趣嗜好或靈性生活，面對人生種種不如意，經常無法過關而疲匱消沈。

身心小叮嚀

過度依賴他人或者嚴苛的自我要求，都會帶來嚴重的情緒傷害，沒有處理好，甚至可能走上絕路，學習獨處以及適當的生活樂趣，才能健康的面對情感失落或者事業挫折。

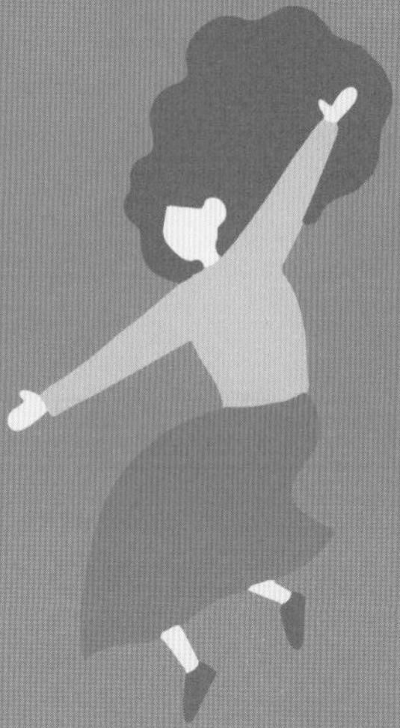

第五篇
親密關係：伴侶與親子

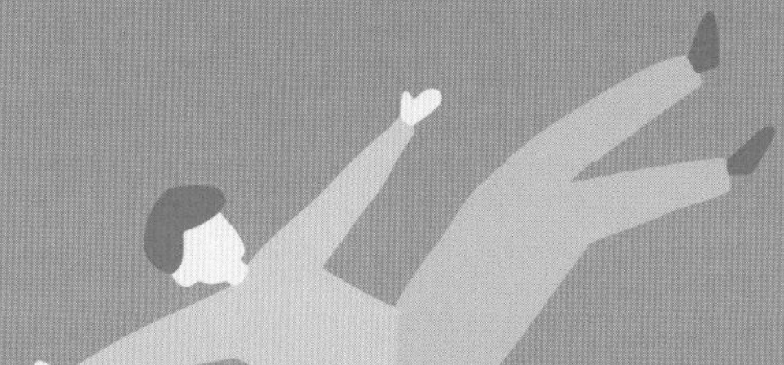

許多情緒的困擾，經常源自於充滿張力的家人互動。本篇將從親密關係與其他人際關係的區別談起，剖析親子關係與伴侶關係的困難。因為不健康的親子關係與伴侶關係，往往是醞釀憂鬱症的危險因子。同時本篇也會將時間因素加入，分別從個人在家庭裡面角色的轉變，以及家庭在發展演變中，個人心理無法調適的案例中，能夠更深刻認識家庭與憂鬱症發作的關聯性。

22

不上學背後的傷痛——無法輕易切斷的關係

俊傑原本是位活潑的男孩子，與大他兩歲的姐姐，都是備受父母寵愛的小孩。小時候，父母經常帶著兩個寶貝，只要週末假日就會開車，全家一起出遊。寒暑假，經常安排出國旅遊，全家人足跡遍布東南亞、日本、中國，還有美國、加拿大。讓俊傑童年充滿很多美好回憶。

明天與無常不知誰先來？事情發生在俊傑小學六年級時，當時年近50多歲的父親，剛送兩個小孩上學返家後，準備再次出門上班，卻突然倒地不起。在市場買菜後返家的母親，發現後馬上通知一一九，送到急診室時醫師表示已經斷氣多時，經過半小時急救，還是宣告不治。

哀慟中，比父親小十歲的母親，一時忘記通知學校這個消息。等姐姐帶著俊傑，照平常一樣放學後返家，才從趕來幫忙的外婆口中，得知父親驟逝的噩耗。當時家中沒有人哭泣，但卻明顯地感受到震驚麻木。

喪葬事宜平靜地完成，父親死亡後的保險理賠，讓這個單親家庭暫時沒有經濟困難。兩個孩子看似平靜地走過一切，好像事情沒有發生過一樣，就連學校老師們都誇讚兩個孩子與母親的堅強，時光如梭，俊傑順利地以優異成績從小學畢業。

但是上了國中後，不到一學期，俊傑就開始拒絕上學，一開始說是頭痛、身體不適，要請病假，母親帶他去診所看診，醫師只是開了一些止痛藥，沒有發現明顯的身體病症。但是，俊傑還是每天晚起遲到，甚至乾脆整天不去上學。在學校導師的建議下，母親帶俊傑去看兒童青少年精神科門診，醫師評估後，認為不像典型的憂鬱症，鼓勵他回到學校接受輔導諮商，雖然俊傑不想上學，但是願意到學校諮商，也願意在家讀讀書，如果遇到重大考試，也都配合地進班考試，成績甚至可以過關。

學校的特約諮商心理師黃先生，知道俊傑家的狀況，經過幾次會談，逐漸取得俊傑的信任，試探性地問起父親去世的事情，俊傑只是抬頭看一下心理師，然後就沈默沒有回答。當心理師再問他，是否為此感到難過時？俊傑就輕輕地點頭。

☺ 不需要的哀悼

心理師了解到俊傑對於父親有著很深的情感，就與母親連絡，邀起她來校討論。對於父親猝逝，母親表示，因為事情發生得太突然了，當時只是忙著處理許多現實面的瑣事與問題，看到孩子們不吵不鬧的成熟反應，覺得他們很堅強，也不必再談這個令人哀傷的事故。

母親表示，俊傑從小就很崇拜頗具知名度的作家父親，父子兩人有著很深的情感連結，連母親也不是很清楚兩代男人間的許多秘密。原本以為父親的猝逝，俊傑會崩潰，沒想到他表現得這麼平靜與成熟。

整個後事的處理過程，都是母親與許多親友一起完成的，孩子們只有出席殯儀館的追思儀式。入殮、火化與安葬，母親覺得孩子還小，都沒有讓他們參與。她認為，這樣的悲劇就讓她自己一個人來承擔就夠了。

心理師針對母親的想法，給予適度的衛教。他懷疑俊傑因為父親過世，產生所謂的「病態哀悼」（小知識）中。因為俊傑跟父親從小有著很深的連結，或許是受到父親生前展現不露情感的影響，俊傑也不擅長情感表達。但是對於父親的不告而別，讓這個高度崇敬與愛慕父親的少男，產生了巨大的衝擊。在處理父親喪葬事宜過程中，俊傑沒有機會與摯愛的親人有完整的道別，應該會在內心留下不少的遺憾，無法好好宣洩表達內心的傷痛。

☺ 永遠不會消失的關係

俊傑的案例，讓我們看到親密關係的本質。法律上，人的權利義務始於出生，終於死亡，但是，情感的連結遠遠超過生死。對於像俊傑與姐姐這樣已經懂事的青少年，盡管和父親生活互動的時間僅有短短的十多年，但是父親在他們心中留下終生無法抹滅的深情與回憶。

我曾經協助一位有飲食障礙的個案，她對食物非常執著，努力堅持吃「健康的食物」，背後的原因是來自於父親生前的叮嚀。她的父親年輕時候不忌口，後來得了大腸癌，臨終前，用自己罹癌的慘痛經驗，要求這位三十多歲、已婚的女兒，一定要好好注意飲食。因此原本飲食正常的她，為了執行父親的期待，開始過度的控制飲食，反而產生了暴食催吐的症狀。

當然，並非過世的父母才有這樣的影響力，許多活生生的親子互動，經常給雙方帶來巨大的情緒壓力。緊張的親子關係是憂鬱症常見的危險因子，至於充滿緊張的伴侶關係，無論是同性或者較常見的異性關係，也是臨床上造成情緒障礙的重要理由。

身心小叮嚀

親密關係，無論是親子、手足、伴侶，甚至祖孫、密友、工作夥伴等，都是每個人生活當中重要的情感支持來源，但也可能是造成許多人內心創痛的主因。認識憂鬱症，一定要深入認識親密關係。

小知識 病態哀悼（Pathological Grief）

在DSM-5中，出現「持續性複雜哀慟障礙症」，就是筆者在此要介紹的狀態。本書第一章的小知識，已經介紹過一般哀悼反應。如果哀悼反應超出常見狀況，例如程度過強，甚至到達反覆自傷自殺，或者時間經過數年仍然無法走出來，甚或像俊傑這樣，先是毫無反應，後來卻出現異常行為，都可以列入病態哀悼的範疇。

病態哀悼尚未獲得專家們共識，可以列為一種診斷，DSM-5則是列為「需要繼續研究」。在此介紹，是希望能夠讀者能了解正常情緒反應也可能有變異。

23 親子關係

☺ 糾結的母女

安妮因為持續數週的心情煩悶、失眠，甚至產生自我了斷的念頭，到精神科求診。

安妮從來沒有出現過上述的症狀，初診時，醫師問到她的家庭狀況，她眼眶馬上就紅了。

四十歲的安妮是銀行主管，但是和母親之間一直存在著糾結的關係。安妮的母親有著十分傳統的價值觀，她希望安妮按照她的期望和價值觀過生活，包括結婚、生子，並在家庭中扮演傳統角色。

然而，安妮對於自己的生活方式和價值觀有不同的看法，她追求事業上的成功，獨立自主，自律的她，規劃了時間表，逐步達到職涯中的里程碑。她對婚姻和生育的想法也和母親大不相同，觀念上和行為上的差異，導致了母女之間產生很多衝突。

每當安妮嘗試表達自己的意見或決定時，母親通常表現出不滿、失望和批評。母親一直嘗試說服安妮接受她的相親安排，希望安妮能早一點結婚。安妮盡量不違逆母親，勉強赴約，但是從親友安排的相親餐敘回來，她反應都不如母親的期待。失望的母親總是說些洩氣話，像是「你已經錯過了最好的年華」或「沒有家庭，你的人生將是空虛的」。因為無法滿足母親的期望，讓安妮感到自己在她眼中毫無價值可言。

由於彼此無法理解對方的立場和價值觀，母女倆經常發生口角，無法就特定的話題達成共識。至於家中已經退休的父親與小安妮五歲的弟弟，當發生母女衝突的場面，都會躲得遠遠的。但是母親會數落父親太過縱容寵愛女兒，安妮私底下則會向父親與弟弟抱怨母親的強勢，他們通常沈默以對。

☺ 父親恨鐵不成鋼

二十八歲的工程師宏恩，是家中的長子，也是家族的長孫。從小備受寵愛，承受著爺爺與父親兩代的殷切期盼，小學與國中時候，成績永遠班上第一。沒想到，升學高中時，可能考試太緊張，馬失前蹄，沒有考上應該是囊中物的第一志願。

原本自信滿滿的宏恩，為此消沈了好一陣子，天天躲在房間內上網玩遊戲，上了家人特地安排的私立高中後，他的學業成績還是不錯，但因為沈迷網路遊戲，經常日夜顛倒，缺課不少。父親對此十分不滿，經常教訓他，有時候甚至乾脆將家中的網路斷線，已經比父親高大的宏恩，則會憤怒反擊，父子偶爾出現全武行。母親面對兩個大男人的肢體衝突，只能無助的旁觀，更不用說尚未長大的弟妹。

三年高中宏恩就在與父親的風風雨雨中度過，也考上國立大學電機系。大學期間，宏恩缺課狀況時好時壞，延畢一年後才順利畢業。宏恩在人脈很廣的父親與爺爺到處請託下，到一家不錯的大公司擔任工程師。

入職第一年，宏恩工作還算順利，後來主管換人，宏恩覺得新主管沒有尊重他，就把工作辭掉，準備考研究所。父親很生氣這兒子為何沒有先跟他商量就辭職，讓他不知道該如何對當初幫忙推薦宏恩進入公司的好友交代。宏恩則反控父親都不尊重他，當初他想自己找工作，也是很委屈才進入這家公司，兩人吵著吵著，宏恩乾脆當父親的面，打電話給爺爺，說父親欺負他，心疼護孫的爺爺，與父親起了口角，祖孫三代吵成一團。

聰明的宏恩，順利考上碩士班，以此為理由，暫時迴避就業問題。但是原本兩年可以畢業的碩士班，他照樣日夜顛倒，論文進度嚴重落後，整整用了四年半才勉強通過口試。

這段期間，看不下去的父親，完全停止給他零用錢，也嚴禁母親私下給錢，不過所有人都知道，疼孫的爺爺，一定會私下金援，父親母親也莫可奈何。

取得碩士學位後的宏恩，自己找到一間小公司的職位，上班不到一個月就出現憂鬱與恐慌症狀，在母親陪同下，第一次來到精神科求診。

☺ 複雜的三角習題

安妮和宏恩的案例，讓我們看到親子關係的複雜性，因為親子關係，產生連結的人，不是只有孩子與父親或母親。

心理學中的「原生三角」，就是論述嬰兒與新手父母之間的關係。最常見的狀況是母親與寶寶間的依附關係（請見第五章的小知識），因為父親的加入而變得微妙，甚至還候有點緊張。上述安妮的家庭中，父親就經常扮演尷尬的角色，好像走鋼索一樣，如果讓母親或女兒認為他偏心，就會有麻煩，也因此在衝突時，只好以沈默回應。

至於宏恩的狀況，就更麻煩了，至少牽涉到三代男人的恩怨情仇。爺爺對父親的期待，應該也在過去造成上兩代之間的困擾，長孫的出現，則讓糾結的情感延伸到下一代。父親與宏恩間的衝突，因為爺爺的介入，更難以處理，遑論也身負養育責任的母親。

許多小說家與編劇，就是以這種「戲劇三角」（小知識）的演繹，創造出一齣齣扣人心弦的劇本。談論親子關係，就要認識家庭裡人與人之間多重的角色與心理互動。宏恩的案例中，爺爺如果沒有跟父親討論，私下資助宏恩，他就是父母管教的破壞者，但同時是孫子心中的拯救者；而當初父祖兩人合力幫宏恩找到第一份工作，似乎是上兩代成功拯救了第三代的就業危機，但是讓宏恩覺得兩人聯手破壞了自己的獨立性。

當過父母的人都知道，看起來比較軟弱的小孩，似乎更需要依賴父母。其實父母也有可能情感上依賴小孩。筆者經常聽到許多兒女，抱怨父母反覆在他們面前數落另一方，造成他們的情感壓力。

此外，父母都有內心對孩子充滿期待與放手的矛盾心情。特別是那些看起來比較「弱」的子女。心疼的父母，經常會有過多的介入，想幫忙為人處世令他們看不下去的小麻煩。但是，當孩子對於大人過度涉入，產生反彈，甚至公然反抗時，父母可能態度丕變，變成放手不管或者不敢管。更令人困惑的是，子女本身也可能充滿矛盾，一方面期待大人不要管太多，但是自己能力經驗不夠，偶爾還得回過頭來求長輩們的幫助。親子間，就經常在你進我退、你抓我躲的互動中，讓雙方心疲力竭，終至有人產生精神症狀變成憂鬱症患者。

身心小叮嚀

親子關係對大多數人來說，都是困難的功課。處理不當的親子互動，長期下來，就是憂鬱症、焦慮症或者其他精神困擾的危險因子。如何拿捏親子關係，真的是每個人一輩子的功課。

小知識 戲劇三角（Drama Triangle）與心理遊戲（Psychological Game）

許多時候，我們會陷入「受害者」、「加害者」或「拯救者」三種角色不同的心態中。上述宏恩的例子，宏恩覺得自己被父親過度嚴厲的管教，斷網斷金援，自己就是受害者，父親則是迫害者，後來因應他要求介入的爺爺，就是拯救者。

心理治療學派（人際溝通分析TA）指出許多不健康的心理狀態，就是在這三個心態中轉換的結果。例如：父親原先用意是要拯救自己的兒子，沒想到變成是兒子眼中的迫害者，最後，爺爺介入後，爸爸自己反而成為受害者。這種戲劇三角的心態轉變，就是該學派所謂的「心理遊戲」。

為了避免心理遊戲造成兩人甚至更多人內心的受傷，當事人要經常警覺，減少將自己陷入這三種心態中。當然，許多人，可能需要諮商師／治療師，或者其他冷靜旁觀者的提醒，才能減少這樣的心理傷害。

24

理想的另一半——婚姻關係中的壓抑

淑芬在精神科就診已經半年了，初診時，因為明顯症狀被診斷為憂鬱症，服藥一個月後改善不少。起初，她聲稱與先生關係還不錯，但數次返診後，對醫師的信任漸增，親切的關懷，終於道出實情。

四十三歲的淑芬是保險業務員，與比大她五歲，擔任進口車商主管的先生，育有兩個女兒，分別就讀於小學五年級與三年級。孩子們還算乖，照顧上困難不多。不過跟先生這幾年經常話不投機，吵多了，大家都厭煩，就乾脆減少說話，由冷戰演變成冷和。而金錢使用與孩子教養，是兩人最主要的爭執點。

淑芬的先生是家裡的次子，因為大哥出車禍，無法謀生，經濟狀況不佳，婆婆心疼，要先生幫忙。孝順的先生，二話不說，就照婆婆指示，將原本要還房貸的錢，拿一大部分去資助大伯一家，而且沒有事先告知淑芬，這讓她覺得沒有受到尊重。

另外，先生認為她太寵小孩，每次帶女兒們去逛街，買了大包小包的東西回家，先生的臉色就很難看。全家利用假日出去聚餐，母女們所選的餐廳都被先生嫌太貴、太高檔。雖然如此，先生還是會忠實擔任司機角色，看起來，父母兩人都想取悅女兒們。

慢慢的，淑芬越來越不快樂，甚至有了自殺的念頭。想到可愛的女兒，就馬上將負面想法煞車，睡眠也受到影響，經常半夜驚醒，然後輾轉反側到天亮。體重輕微下降，因為真的食不知味。這樣的狀況，她都不對任何人說，回娘家探親，父母看到她憔悴的模樣，有點擔憂，她都強顏歡笑，說沒事，自己只是在減肥。好友詢問，也一概制式的回答：「還好，沒問題的，請放心。」一直到有一次，在社群媒體上，看到大學同學和先生曬恩愛的相片，不禁悲從中來，私底下大哭一場。淑芬覺得自己的狀況不對，終於勇敢到精神科門診求助。

☺ 昔日佳偶變成怨偶

年輕的主治醫師，因為病人不多，建議淑芬可以在門診最後到，等到後面沒有其他患者，能夠用比較長的時間跟她會談。抓住這個機會，淑芬終於說出二十年親密關係的困境。

淑芬跟先生是學長學妹的關係，淑芬大一時，先生是大四學長。在系上的迎新會，兩人初次見面，她一開始沒有太多印象，但是整個大一期間，這位學長殷勤的照顧淑芬，讓她逐漸產生好感。先生家境貧困，父親早逝，從高中起就半工半讀，幫忙辛苦的母親與大哥維持家計，讓兩個妹妹與一個弟弟也能夠順利升學。大哥不喜歡讀書，先生是家裡第一個上大學的人，也因為先去當兵才上大學，所以年紀比同級男生大一點，也更成熟。他對母親的孝順，對家庭的責任感，還有圓熟的人際能力，真的讓淑芬十分傾心，娘家父母也很認同這位帥氣穩重的年輕人。

經過八年愛情長跑，兩人終於修成正果，在親人與眾多同學、系友、同事，甚至客戶的祝福下，他們盛大的婚禮，羨煞了許多尚未成家的朋友。婚後，兩人為了拚事業，小心的避孕，直到買下一間地點佳又負擔得起的房子。兩個可愛的女兒，順利的先後報到，這個家庭，真是十分完美。

沒想到，當年欣賞的特點，竟然成為兩人關係的障礙之一。淑芬慢慢意識到，先生總是把婆家放在他們的關係之上，先生的大哥因車禍失能，更加深了問題的複雜性。先生收入越來越好，但是對婆家的金援也水漲船高，最讓淑芬不高興的，就是沒有跟她商量，先生會將許多額外的獎金，直接轉到婆婆的帳戶。負責家計理財的淑芬總是很久之後才知情，問先生，他說為了避免淑芬不高興才這樣做。淑芬聽了，當然是更不開心，但是向來口才好，過去很會安慰她的先生，面對這種狀況，竟然沈默了。

這對夫妻的僵局，在婚姻當中，是十分常見的典型。當初雙方吸引人的特質，在進入親密關係後，變成不容易處理的障礙。美國著名的家庭治療大師維琴尼亞薩提爾曾說過：「相同使我們在一起，差異使我們成長」。來自不同家庭的兩個人，要共同生活在一起，想法作法的差異，如何解決，真的考驗每一對伴侶的智慧。如果無法有讓雙方都可以接受的妥協，很可能就有一方會出現情緒障礙。

身心小叮嚀

淑芬的案例，算是相對單純。其他像是外遇出軌、言語或肢體暴力等更極端、傷害性更大的互動，在法律或倫理上有更明確的對錯，其處理超出本書的範疇，在此不表。總之，憂鬱症的評估處置，伴侶親密關係的困難，都是不能忽視的重要因素。

25

不能退休的家長——家庭角色的轉換

雅如是五十五歲的家庭主婦，她是從正在進行諮商的心理師轉介來找精神科醫師，主訴是多年失眠，以及這三個多月來心情低落，覺得人生無意義。心理師跟她談了三次，認為搭配藥物治療，比較能快一點改善她的狀況。

雅如跟大一歲，在跨國貿易公司擔任高階主管的先生，育有三個孩子：長子二十九歲，國立大學畢業後，到美國留學，取得碩士學位後目前留在美國工作；次子二十七歲大學畢業服完兵役後，跟友人共同成立健身中心，擔任教練，經濟可以獨立，兩年前搬出去，與女友同居。

最小的女兒已經二十五歲，是讓雅如最不放心的，因為她被公司派到中國的大城市工作。雅如曾經陪女兒去她即將履新的地方看過，是很安全的環境，又有可以信任的同事幫忙照顧，但是她還是擔心。就在女兒即將遠行的前一個月，她開始心情低落，吃不下飯，因為她不喜歡吃藥，經由朋友介紹心理師，開始諮商。

到精神科就診時，先生特別請假陪她，醫師請先生先在外面等候。詳細問診後，醫師請先生進來，第一句話就問：「你認為小女兒目前安全嗎？」先生馬上回答：「沒問題的，她的公司我們都認識。」當所有人都認為沒問題時，雅如繼續擔憂著女兒。先生充滿歉意地表示，也許自己太忙了，都沒時間陪伴太太，現在家中就老夫老妻，賢慧的太太不但手藝很好，家裡也整理得井井有條，只是晚上只有兩個人享用豐盛的佳餚，未免有點落寞。

☺ 子女就是我生命的意義

因為先生工作繁忙，經常出國工作，小女兒一直是雅如最重要的情緒支柱。先生回想，孩子小時候，太太真的很辛苦。當時雅如還在一家私人公司擔任會計，生下老大與老二後，原本堅持要繼續工作，但因為次子有氣喘的毛病，經常要看醫師，甚至有數次送急診的狀況，讓雅如疲於照顧。不過，先生的工作發展順利，收入越來越穩定，兩人期待生個女兒，就在第三次懷孕後，雅如毅然辭掉工作，成為專職家庭主婦。

二十多年來，除了老二身體較虛弱，也不太愛讀書外，其實孩子們並沒有成為雅如的大煩惱。先生雖然忙，寒暑假也都盡量找出時間，安排全家旅遊，五口之家足跡遍及日本、東南亞、對岸，甚至美國、加拿大。剛開始跟團，後來孩子大一點，三兄妹合力安排行程，特別是有一次，剛學會開車的長子，與父親一起開一輛租來的汽車，在美國進行跨州之旅，拜訪了一些移民過去的親友，回想起來，真是幸福。

三個孩子都很爭氣，經濟上也各自獨立，老大出國念書有家人幫忙，畢業後工作順利，已經不需要資助；老二自行創業，父親給了一點基金後，他很有志氣地婉拒後續的幫助，看來經營得還不錯。小女兒自行求職進入好公司，也有一位交往多年、父母都能接受的男友，心理師與醫師都恭喜雅如，她真的可以放心退休了。

可心理上突然失去重心的雅如，則是全家人中最感到困惑與失落的。三十年來，含辛茹苦，就是要將三個寶貝養大成人，從未有個人的興趣，也鮮少與親人故舊聯絡感情。先生出國開會或者出差，曾經邀請她同行，但她經常因為擔心孩子沒人照顧而作罷。現在孩子們各自獨立，不需要她的照顧，雅如突然不知道自己的生命還有什麼意義？

☺ 誰無法斷奶

雅如的故事，充分展現空巢期對全職母親的衝擊。過度負責、犧牲奉獻，一切以孩子為重，一旦孩子真的獨立，因為沒有養成享受清閒生活的習慣，適應的過程特別的辛苦。

雅如常常對心理師說，三個孩子都是她親自哺育母乳，特別是老么，因為當時她全職在家照顧，兩個哥哥也早早送去幼兒園，女兒到接近三歲還會喝她的奶。自己也是母親的心理師，就反問，是誰不想斷奶？是母親還是女兒？雅如想想，笑了出來，好像是自己。

在心理師鼓勵下，雅如慢慢把重心轉到先生，出差盡量陪同，用照顧孩子的細心體貼老伴。在三個孩子的鼓勵與建議下，開始安排更多休閒生活與親友聚會，也接受邀約，開始試著去附近的教會參加活動。一年後，她不僅不再需要藥物，也逐漸將心理諮商的次數減少，由每週一次改為兩週一次，最後更減少到每個月一次。

身心小叮嚀

空巢期的調適困難，不只會發生在母親，有些父親也有可能發生。其實，每個家庭在不斷成長發展中，親子間都需要調適改變。這就是下一章的主題。

26 家庭的立體圖像XYZ——家庭歷史

三十年前，我在德國留學，因為心身醫學科主任本身的興趣是家庭治療，就開始接觸這個特別的專業。後來參與許多家庭治療的訓練，更有系統地學習，也在臨床上透過家庭的評估與介入，幫忙了許多的個案，累積一些心得。

從專業角度認識一個家庭，我發現有三個軸向可以切入，讓我們對於家庭有立體的圖像，就像三維座標一樣。X軸就是此時此刻的互動現狀，Y軸探討家庭在長期發展中的改變，Z軸則是單一家庭與上下兩代之間可能的典範複製或者改變。

一個家庭由兩人組成，雙人互動會產生許多場景。如果家庭人口增加，變成三個人，本書第23章提到的「三角關係」就會上演。人口數增加的家庭，就會有更多矛盾糾結的關係，進而影響到家庭中每個人的情緒震盪。不少憂鬱或其他情緒問題，經常是在複雜難解的家庭關係中上演。家人間的愛恨情仇，對於許多敏感的個體，是重要的保護因子，也可能是致病的危險因子。對於這些互動的評估與介入改變，就是家庭治療的核心任務，因為超出本章的範疇，在此暫不深入討論。本書後面第40章會有更多的介紹。

☺ 從伴侶認識到今天的複雜演變

許多家庭目前糾結的互動，經常是歷經多年演變而來。以最常見的異性戀的家庭為例，夫妻兩人從認識、交往到結婚，就是所謂的「史前史」。有些出於真正浪漫的愛情，有些出於經濟現實的考量，有些為了逃避原生家庭的困境，也有因為意外的懷孕……而開始了一個新家庭。

婚姻初期，最主要的調適課題就是共同生活的習慣差異、財務管理的態度，還有面對姻親的情感問題。在這個階段，每對夫妻要將忠誠的對象，由原生家庭，逐漸轉移到新成立的家庭。但並非每對新婚夫妻都可以順利走過這個階段。如果婚前雙方家庭內有不同的意見，缺乏父母的祝福與認可，都會增加新婚夫婦成家後的困難。

孩子的出生，則會帶來更多的挑戰。如果一切順利，孩子可以讓夫妻更凝聚。隨著孩子的長大，自主性越來越強，如何面對難搞的孩子，教養觀念差異過大的父母，經常會讓夫妻間的關係，或者親子間的矛盾情結越來越大。

孩子進入青春期，是父母最辛苦的階段。就像本書第16章所述，已經長大但尚未成熟的青少年，面對學校與社會的眾多誘惑，不斷考驗著父母的管教能力。青春期的結束，也意味著上一章所提到的「空巢期」到來。此時的父母，要開始學會放手，也重拾兩人親密的生活，並且要準備未來的退休。這個時期，因為年紀漸長，也許有一人甚至兩人都有健康的問題。孩子與自己青春健康的離去，是空巢期父母的共同挑戰。

隨著現代人壽命的延長，退休後的老年生活越來越長，無可避免的，夫婦當中有人要先離去，無論兩人是否可以白首偕老，或者有一位要長期孤單，都是一個新的功課。

☺從上一代「繼承」的遺產

家庭評估中有一個有趣的向度，就是觀察這一代與上一代的相似程度。我發現，許多先生或妻子，雖然極力避免，但仍不免重複上一代的「習性」。例如，明明很討厭父親略帶暴力的管教風格，也發誓自己做了父母，絕不重蹈覆轍，但當小孩不乖叛逆時，卻又拿起棍子打下去。許多以大男人風格「管理妻小」的先生，太太經常表示，自己的公公對待婆婆與孩子，也是一模一樣。有些人承認自己真的複製了父親的壞習慣，也知道這樣對家庭不好，但就是改不掉。

有些女性，當年在娘家看著母親隱忍父親的捻花惹草，後來發現，自己也為了維護家庭的和諧表象，採取當年自己身為女兒時，絕不會同意的「包庇態度」。

當然，許多家庭的好傳統，也會有意無意的傳承下去。重點是，每個人，都要重新省思，上一代為人治家的優缺點，讓好的傳下去，不好的終結在自己這代。這是不容易的任務，如果進行個別諮商或家庭會談，都有助於幫忙化解家庭問題。

印象中，我讀大學比較懂事後，與當時身體還健朗的外公，經常有許多對話。對於歷史有興趣的我，喜歡聽阿公描述年輕讀書時經歷過中國大陸的五四運動，我覺得很興奮，因為大我六十歲的阿公，竟然親身經歷了我從書上讀過的歷史事件。

阿公過世後，不知不覺地，自己也進入婚姻，成為父親，然後父母開始年邁，需要被照顧。我成為標準的「三明治世代」，自己與同儕們，好像兩塊吐司夾著的餡料一樣，除了要養育未成年的小孩，也要關照年老體衰的父母。無論父母是否離世，子女成家、再生育下一代，自己就成為三代家庭中的第一代，代代之間的提攜與照顧，是華人社會最常見的互動模式，帶來了許多的溫暖與親情，也可能導致許多的糾葛和衝突。

☺ 停滯的危險

許多罹患憂鬱症或者情緒困擾的人，在不斷改變的家庭關係中，陷入了停滯甚至幻想可以改變過去的思維。

有些孩子，從小取悅父親或者母親，為了從他們那裡，得到一點肯定。但是父母因為自己的困難，根本沒有察覺孩子這方面的需求，或是個性使然，根本不知道該如何肯定小孩。這些從小得不到認可的子女，成長後，甚至成家生子，還持續在情緒上跟父母糾結，無法在心智上獨立成人，以至發生憂鬱症。

也有父母，面對孩子在中學或大學期間所發生的問題，充滿罪咎感。不斷對於孩子的童年時期採取嚴苛管教，或是對孩子教養的疏忽，而過度檢討反省，並且想要用各種方式彌補，結果孩子不一定領情，倒是自己弄得精疲力竭，情緒崩潰。

健康的心靈，需要適度的彈性，面對家庭的成長演變，長輩的離開，新生代的成長獨立，每個子女或父母，還有每個先生或太太，都要試著跟上時代，並在內心做好調適，否則情緒的困擾很容易找上門。

身心小叮嚀

跟我們的身體與心靈一樣，家庭會成長與老化，家人關係也是與時俱進，不斷演變。想要從家庭得到心理的支持與幸福的感受，且避免讓親密關係傷害自己，是每個生活在家庭當中的人，終生的功課。

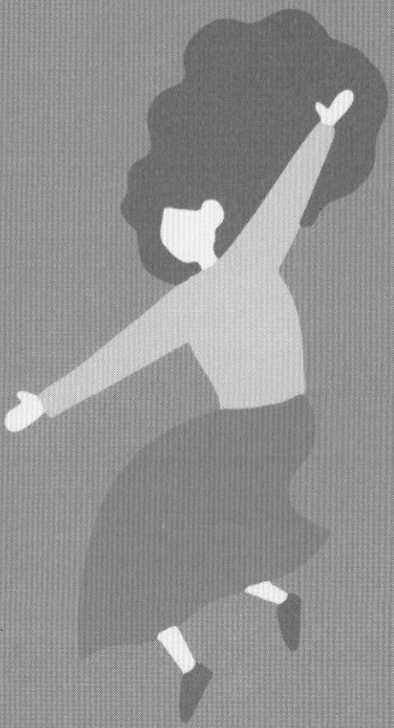

第六篇 社會文化：從學校職場到社會偏見

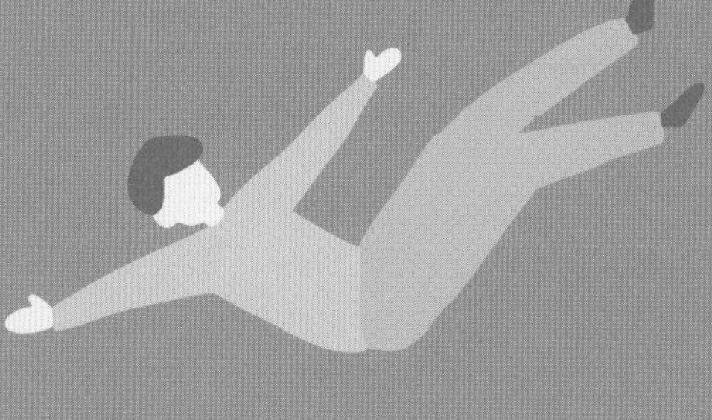

家庭以外的人際關係，特別是年輕人的校園生活，以及畢業後的職場，也有可能成為促進憂鬱症發生的重要因素。僵化的信念，包括個別家庭的規條，或者社會當中常見的偏見看法，也都是導致個人情緒困擾的危險因子。本篇最後一章，則試圖透過案例，讓讀者認識社會變遷，所造成的語言隔閡，可能的致病力量。

社會文化不容易進行即時的改變，本篇所列舉的案例，是讓我們看到，整體社會的努力，改善我們的生存環境，導正許多根深柢固的偏見，也能直接或間接減少外在的危險因子，促進全民的精神心理健康。

27 學校與職場裡的準親密關係

☺ 阿財的煩惱

十七歲的阿財，由學校輔導老師轉介過來時，已經在住家附近診所拿藥服用了半年。

他是戴著厚重眼鏡，看起來是個木訥內向的高大男生，對於醫師的詢問都用極簡的語言：「應該吧」、「不知道」、「嗯」。

單獨問診後，醫師邀請母親進來一同訪談。母親補充說明，阿財有先天遠視與從小有斜眼的狀況，戴眼鏡後有所改善。他跟父親一樣沈默寡言，但其實很善良，成績還不錯，因為長得高高帥帥，國中時，班上許多女生喜歡他，但也因此被一群男同學盯上，常常暗地裡欺負他。

那些男同學，還會請校外的弟兄在學校附近的暗巷內圍堵阿財，跟他勒索財物。憨厚的阿財，給了幾次之後，因為沒錢了，只好跟母親要，才說出需要用錢是因為被勒索的實情，經過一學期後，在母親通報學校後，校方師長出面了解與處理，暫時沒事了。

沒想到升上社區高中，才過了一個多學期，阿財看起來明顯疲憊很多，假日整天睡覺，平日早上也很難叫醒，晚上回家經常倒頭就睡，還因此退掉補習班的課程。父母覺得不對，帶他去就醫，家醫科醫師認為可能是憂鬱症，轉到附近的身心科診所，服用藥物後有改善。

比阿財大三歲的姊姊，剛進入大學，主張阿財要去學校接受心理輔導，經過輔導老師循循善誘，他才說出實情。原來，國中階段找他麻煩的同學中，有二位在網路上繼續霸凌，用很多極糟的方式造謠污衊阿財。雖然有些認識的同學會聲援阿財，但是本人已經感到十分驚恐，因而衍生出種種情緒困擾，甚至明顯的憂鬱症狀。

原來診所醫師只是繼續開藥讓阿財持續治療，對於母親所述的霸凌問題，並沒有進一步了解，因此輔導老師建議，轉診到新的診所治療。新的精神科醫師建議，全家人安排了兩次由社工師主持的家庭會談，讓家人對阿財的問題有更深了解，阿財同時也在學校老師幫助下，學習如何應對同儕的種種騷擾。父母甚至對於網路霸凌，到派出所報案，請警察協助處理。一年後，阿財情緒狀況改善很多，甚至停藥，並且順利考上國立大學。

☺ 隱忍職場性騷

三十五歲的秀慧來看醫師時，是由同年齡的男友陪同，主訴失眠與心情低落超過兩個月了。她是一家大公司的職員，在那裡工作五年，原本一切都很順利，三個月前，調到現在的單位，工作很容易就上手了，麻煩的則是該部門的大主管V經理。

這位年約五十，經驗老到的V經理，似乎讓很多同事，特別是女同事們害怕。到任當天，資深的同事就提醒秀慧要小心，進去經理室時間短一點。面對秀慧困惑的表情，她們似乎有所顧忌，不好多說。個性單純善良的她，就這樣開始新職。之後被V經理單獨請到他辦公室討論事情，她終於明白了：經理會用言語與肢體挑逗騷擾她，自己除了往後退，坐遠一點之外，似乎想不出更好的方式面對。

已經與秀慧論及婚嫁的男友，知道這個狀況後，十分憤慨，要秀慧向公司有關單位申訴，可她發現，V經理在公司的影響力很大，同仁們似乎都採取隱忍的方式面對這位能力高強、長袖善舞的要人。因為業務的關係，她還是經常要單獨與經理共處一室，每次還是都會有很不愉快的經驗，長官也經常藉故讓她在房間裡久一點，讓他可以繼續……。

面對這樣的困境，秀慧開始心情低落，睡眠也受影響，整個人看起來很憔悴。男友雖然心疼與生氣，顯然也無法幫太多忙，畢竟「這是我很喜歡的工作，公司也很好，除了這位經理外。」秀慧這樣強調。

☺人性的軟弱與惡劣

阿財在學校與秀慧在職場上的遭遇，在你我的生活中，十分常常見。

校園裡年輕學子之間因為互相嫉妒、見不得別人好的扭曲性格，或是不甘被霸凌，而仗勢欺人等，都是校園霸凌層出不窮的根本因素。甚至，再加上狐群狗黨煽惑，受害者只能隱忍退讓，時間積累下來，這些原本看似校園的惡作劇，都會質變為活生生的精神暴力。同樣地，職場性騷擾也是如此。人前以權勢罩頂，人後則暗處將生物性衝動強押別人身上。這種雙面人的超級演技，讓善良又缺乏應對惡人技巧的弱勢方，不但身體遭受實質侵害，心裡更是被不斷干擾與承受痛苦。

校園與職場持續與密集的人際互動，筆者有時候稱之為「準親密關係」，因為這樣的人際互動，有時候在時間長短與互動強度上，甚至超過與家人的關係，讓加害與被害雙方，不容易脱離。加害者透過反覆的霸凌或騷擾行為，使得弱勢的一方陷入不斷的恐懼，有的人甚至開始懷疑自己的價值，認為是自己沒有做好，才讓事情變糟。因為霸凌行為產生的心理負向循環如果不能改善，對於雙方的精神健康都會造成傷害。

☺ 反霸凌與 MeToo 運動

近年來，青少年不斷攀升的自殺率，讓社會警覺到校園安全與反霸凌的重要性。幾年前從國外開始的 MeToo 運動，隨著政界的性騷事件，在臺灣也像星火燎原，燒向各界。

從精神心理健康的觀點來看，透過這些社會自覺運動與制度的優化，期待可以讓學子與員工們學習／工作的場域，更安全與更合乎人性，也可以減少許多情緒障礙發生的危險因子。我們還是在這個清理優化任務的初階，整個社會還有許多事情要去努力。

☺ 結語

職場與校園，是大多數人生活的重心，在這裡發生的不良事件，經常會是憂鬱症與其他情緒困擾的重要危險因子。除了救濟制度的優化，從個人到整體環境的預防措施，恐怕才是更值得關注的重點。

28

妳不可以——家庭規條

33歲的明娟，是位律師。最近因為失眠而到心身醫學科診所看診。醫師詳細問診後，發現她有情緒困擾、容易緊張，且有輕度憂鬱。問到明娟的家庭狀況，她的神情就瞬間黯淡了下來。

目前單身的明娟，曾經有位要好的男友，但是因為父親覺得她當年的男友「太年輕」而極力反對。擁有碩士學位的明娟，原本有意再出國進修，還拿到德國大學的獎學金，只因為父親引用孔子的話告訴她：「父母在，不遠遊」，因此忍痛放棄出國留學。在家幫忙父親經營公司的母親，也不斷提醒她，女人的世界就是家庭，有律師資格與碩士學位已經很厲害了。

最近，小她三歲的弟弟，申請到美國某大學研究所的深造機會，父親母親將一間原本已經列在明娟名下，由她支付房貸的房子，拿去申請更多貸款，幫助弟弟支付高昂的學費，並說明會幫忙付本息。明娟覺得父母的做法對自己不太公平，私下跟母親抱怨一下，為何自己就不能出國留學，何況她有獎學金，也不會花家裡的錢。母親的話：「妳是女生，就是不可以。」讓她的心好像被刀刺一樣，提起來眼眶就紅。

☺ 來自社會期待的規條

看起來，乖巧的明娟，是順著父母的期待做人生的決定。但仔細思索，這樣的家庭規條，似乎又不止一個家庭在遵守。男尊女卑，男主外，女主內，這些傳統的價值，雖然在現代化的過程中，被許多的個人或家庭所拋棄，但在許多家庭中傳統的「規條」仍是金科玉律。

我在初診評估病患時，希望盡可能畫出當事人的三代家庭圖，並且將最重要家人的年齡、教育程度與職業標出。有時候，我會再詢問個案原生家庭所在的地點，還有是否搬過家。這些基本的資料，都會讓我更清楚知道當事人所處的環境，以及可能的價值傳統。

我在德國留學期間，最初的文化震撼（Cultural Shock）是發現許多在社會上受人尊敬的教授、醫師、律師等，都是未婚生子，他們稱呼自己的另一半都用男友、女友而非先生或太太。後來，與友人聊天，才知道德國（當年的西德）在一九六八年劇烈的示威運動後（小知識），很多傳統都被打破，婚姻被許多人視為敝屣。

在德國甚至大學或研究所的畢業典禮都取消。許多臺灣留學生，直接到學院辦公室，從辦事員手中領取學位證書，而非穿著博士服，從校長或院長手中得到證書，都感覺十分落寞。原本以為這就是解構後的西方國家，後來與更多德國友人接觸後，才發現抱持傳統概念與習俗的人，也大有人在。

☺ 忠誠壓抑與追求夢想

社會傳統與解構並存的多元文化現象，在臺灣也已經是現在進行式。

但問題是，社會傳統在許多人的家庭，依舊根深柢固。像是，明娟的家庭，顯然是非常傳統的男尊女卑，在看待女兒與兒子的未來。受過良好教育，也積極獨立自主的她，在父母用傳統規條的約束下，只能壓抑自我期許和追求不同生活的野心。

家庭規條是出自於個別家庭內部的約定，有的家庭規條會反映這個家庭所處的環境，有的規條則是依循於家中最有影響力的人的價值觀制定。如果當當事人和同學朋友聊起各自的家庭規條時，經過比較，才會發現，自己處於「不公平的狀態」。

臨床上，我經常看到很多情緒困擾的個案，內心在家庭規條與個人生涯夢想間的掙扎困惑。因為他們的父母遵循傳統道路而有了穩定順遂的人生，也期待子女能按照自規劃的路徑前行。但是社會樣態越來越多元，下一代往往有更多的選擇，因此無可避免地，會與上一代傳統觀念產生相異與衝突。

☺ 家庭規條與家庭價值

美國家庭治療大師佛琴尼亞薩提爾（Virginia Satir）在多年工作後發現，許多內心困頓的人，都被僵化的家庭規條所綑綁。在治療時，她會鼓勵個案將硬邦邦的規條，轉化成具有彈性的家庭價值。

明娟的案例因為還有父母強勢的主導，也許較不容易突破（但是她提出質疑，可能就會帶來轉機）。不過有許多人的父母，未必執意堅持傳統，甚至父母已經過世，或是遠在他處，意味著家庭規條能夠有討論或是突破的可能性。我看過不少已經成年，經濟都獨立的子女，持續忠誠地向父母詳盡報告自己的財務狀態，但往往因為和父母的理財觀念不同，因而產生不願見到的衝突。我曾經問個案：「父母有要求你把一切都告訴他們嗎？」，有些會笑著回答：「也沒有。」這種發自內心，養成習慣的動作，就是僵化的家庭規條；

尊重父母的人生經驗，在理財方面，向長輩請教討論，則是可以有彈性的家庭價值。

家庭規條與家庭價值，最大差別就在於是否保有彈性能夠容許不同的想法與選擇。

身心小叮嚀

僵化的家庭規條，經常成為許多人內心的枷鎖，如果沒有加以反省，讓其轉化為家庭價值，恐怕好的傳統，也會成為情緒困擾或憂鬱症的危險因子。

小知識　一九六八年學生運動（Protests of 1968）

一九六八年，在西歐與美國、墨西哥等國，發生了二戰後，最大規模的群眾抗議活動。當年五月份，法國巴黎的學生運動，結合上百萬勞工的罷工，差一點就讓當時的法國政府倒台。這場運動，在這些國家，產生驚天動地的變化，很多傳統都被打破。「嬉皮運動」與性解放，也是與這場大規模社會運動有關的新現象。臺灣當時還在獨裁戒嚴時期，所以對這個事件，比較沒有深刻的印象。

29 不能說的秘密——危機的個案

玉華從精神科急診被送到病房來時，已經是下班時間了。她因為企圖燒炭自殺，被同住的室友L小姐送到醫院，經評估自殺風險高，經過勸說後，同意先住院接受治療。負責她的值班醫師與玉華進行了詳細會談了解她輕生的原委，室友L小姐也陪同訪談。

玉華三十歲，是位平面設計師，目前和大她一歲，正在讀博士班的L小姐一起租屋在外，兩人的原生家庭都在外縣市。玉華原本就因為憂鬱症，持續接受診所藥物治療中。前兩天，玉華返鄉探望父母，回來後心情沈重，就準備了木炭，想要一了百了……

玉華是家中長女，下有弟弟、妹妹各一人，全家都虔信宗教，父親甚至是信仰前輩，備受尊重。談到這裡時，L小姐突然對玉華說：「醫師人很好，會幫我們保密，就說吧！」並向醫師示意，醫師點頭強調會嚴守保密義務。

原來，玉華和L小姐是情侶關係，兩人交往超過五年，但是因為宗教理由，玉華父親經常表示「同性戀是一種罪」，因此玉華從不敢告知父母自己的性向，更不敢說自己和室友的真實關係。玉華的弟妹們都幫姐姐守住這個秘密，因此玉華的父母也認為L小姐是她的好朋友而已。

多年來，不論在家中、或是親友圈中，玉華都扮演順從聽話的女兒，極力掩飾自己真正的性傾向。為了遠離熟人，兩人想盡辦法到臺北工作與求學，在有可能碰到家鄉親友的場合，兩人也都避免同時出現。只要有人問起她是否有男友？玉華都淡淡的回答：「就是沒有合適的人，現在的男生……。」玉華心裡恨透了這樣偽裝的生活。

☺ 尚未完全消失的傳統枷鎖

像玉華必須掩飾自己性傾向，在臨床上並非罕見。有時候，需要醫療人員展現同理心接納，才能讓那些擔心被貼標籤的個案，願意承認自己的特質。

臺灣已經允許同婚，但是還是有許多觀念傳統的家長，無法接受自己子女，或者任何人是非異性戀傾向。甚至，對於想要變性或者變裝的少數族群，在他們的原生家庭中，都要艱辛地面對父母的否定與親友間的怪異眼光。因此這類不同性傾向的少數族群，往往都有極大的心理壓力。許多研究也證實，這類族群中情緒障礙的盛行率比一般人高。一九八〇年代開始，美國精神醫學會就將同性戀從精神疾患的名單中排除，認定這是正常的變異，臺灣精神醫學界基本上也接受了這樣的立場[1]。只是，根深柢固的信念，真的不容易撼動。

☺社會文化的成見形塑對少數族群歧視

不只LGBTQ這類少數族群，要承受超過其他族群的壓力。在臺灣，對原住民、新住民、移工，甚至對女性、精神疾病患者的偏見和歧視，仍是經常可見。因此只要被歸類為上述族群，在社會觀感上，會比「主流」、「強勢」或「多數」，顯得更為艱辛。

其實在美國、日本、韓國或者歐洲國家，因為群族歧視產生偏見仍普遍存在。據統計，美國黑人比起白人更容易被警察射殺，因此曾經因為不斷發生的警察過度執法致死事件，引發了「黑人的命也是命」(Black Lives Matter, BLM)的大規模示威抗議；二〇二三年六月發生法國警察槍殺少數族裔青少年，也造成嚴重的暴動。

1. 有興趣的讀者可以參考臺灣精神醫學會2016/7/29之公告 http://www.sop.org.tw/news/l_info.asp?/24.html

人類社會，要走到能夠彼此尊重，和諧共處，不被偏見所干擾，還真是漫漫長路。

回到本文的主角玉華——她因為無法掌握家長對同性戀的態度，因此醫療團隊尊重當事人決定，繼續幫忙她們保守秘密，住院兩週後，玉華的自殺衝動下降，讓她出院返家，除了門診繼續藥物治療，也安排對性少數族群友善的心理師，持續諮商，幫助她用更健康的方式，來面對不容易改變的外在現實。

許多社會文化的信念，真的不是短期間可以改變，臨床工作者的工作，經常就是在心理上支持當事人勇敢生存下去。所謂「山不轉路轉，路不轉人轉，人不轉心轉」，許多心理工作雖然無法改變世界的現狀，但可以幫助當事人用更有智慧，與自我珍惜的方式，繼續在人生路上邁進。

身心小叮嚀

社會偏見是巨大的問題，也沒有容易的解方。面對憂鬱症，要去正視這個巨大的危險因子，專業人員也要盡力，幫助保護那些受偏見困擾的個體。

30 賈維爾警長的故事——角色與眞我

法國文豪雨果的經典小説《悲慘世界》，曾多次被改編為音樂劇。本文我想先談談《悲慘世界》中的重要配角——賈維爾警長。

賈維爾警長是位盡責的警官，在動盪的時代，忠心耿耿地執行追拿逃犯的任務，無視主角尚萬強已經改邪歸正，成為令人敬重的人，甚至還擔任市長，而且關懷弱勢民眾。故事末了，人格高貴的尚萬強寬恕了這位不斷迫害他的警長，反倒讓賈維爾羞愧難當，投河自盡。

雖然故事純屬虛構，但是警長為了忠於緝凶者的角色，完全不關心他所追拿的犯人，充分顯現人性中，角色任務大於個人良知的問題。

警長的故事，展現了憂鬱可能的危險因子——過度盡忠職守，幾乎忘記自己。

☺做自己與扮演角色

在網路文章或是心理勵志書籍中，常見鼓勵人要「做自己」，但是，做自己不是容易的事情。

回想你我小時候，多數人是某人的「兒子」或「女兒」，甚至直到父母離世，都必須盡到子女的義務。上學後，我們成為「學生」，慢慢成為某人的「朋友」，不論是當學生還是做朋友，都有這兩種身份對應的權利義務。進入社會，因為工作職務，會讓人成為「雇員」、「下屬」、「同事」、「主管」等等。結婚後，我們有了「伴侶」「配偶」的身份，如果有生兒育女，會讓自己成為「父親」、「母親」。如果參加工作外宗教或專業等社會團體，又會有新的身份……。

多數的人能夠可以在一生之中，具有繁複且多重的角色中，悠然自得的轉換，或者同時扮演好所有角色，並且不過度委屈壓抑自己的本性。但是我經常看到憂鬱症或焦慮症的患者，則因為對於某些角色的過度執著，耗費精力與時間，導致心力交瘁。

☺人設的壓力導致失去平衡的人生

在診間裡，我經常聽到情緒困擾的患者，為了盡力執行「好母親」、「好兒子」、「好部屬」等角色所賦予的責任，讓自己「鞠躬盡瘁，死而後已」。

結果，過度負責的父母，很容易就教養出毫無責任感的小孩，等到自己年紀大了，再也管不動小孩，卻難以改變兒女過度倚賴的習性。一輩子做牛做馬的老人家與理所當然的啃老族，就成為兩代都不太健康的關係組合。

相反地，我也看過，不負責任的父母養出過度盡責的小孩，甚至兒女中會有人從小就扛起照顧家庭成員的心理，或是承擔實質生活的壓力。這樣懂事的孩子長大後，會繼續扮演盡責的同學、朋友、同事，終至無力自我照顧，心身失去平衡而罹病。

我們經常聽到「人設」，就是一個人對外展現的形象，或者眾人認定的特質。像是許多大家公認為陽光開朗的明星，例如美國的諧星羅賓威廉斯，竟然選擇用粉絲們無法想像的自殺方式結束生命，和帶給大眾歡樂的「人設」，形成讓人震驚的反差。

儘管，罹患憂鬱症甚至選擇輕生，背後的原因不只有一個。但是由此可見，為了滿足社會的期待，對有些人而言，不論是公眾形象或是完美人設的背後其實都藏有莫大壓力。

☺ Doing Vs. Being

我參加過一場心理治療的工作坊，對於人類特質的比喻讓我印象深刻——講師說所有人都是受精卵發展而來，而精子與卵子，則可以代表人類兩個極端的特質。

講師進一步解釋，當精子從男性身體出發時，上億隻精蟲拚命往前衝，因為只有第一名才能將自己的DNA送進卵子。精蟲的特質就是「衝衝衝」，換作成人世界，就是拚命努力做事，完成一件又一件的任務，這就是「精子文化」。

反之，卵子從女性的卵巢釋放出來時，是不能自行移動的，必須要靠著輸卵管壁纖毛的運動，被動的吸入輸卵管，並朝向子宮方向前進。如果在途中，遇到有受孕能力的精蟲，完成受孕後，也是靠著外來纖毛的推動進入子宮並著床，一個人類的新生命就此展開。所以，卵子文化的特質就是「啥也不做，哪也不去」，也就是如今流行的「徹底躺平」。

每一個人、每一個生命個體，都是精卵的結合。在人生不同的階段，有時會展現偏向精子衝衝衝的積極狀態，或是卵子悠哉的悠閒度日。用英語的字彙來形容，精子是做事（doing），卵子則傾向存在（being）。而對於因為過度的責任感，為了滿足人設，而不斷自我催逼的人，過與不及的doing和being，如果無法拿捏平衡，難免會讓自己處於身心疲匱的危險中。

身心小叮嚀

人生在世，難免要扮演一些角色，擁有一些權利並且負起這個角色的責任。同時，我們也可以在合適的時候「做自己」，享用大自然與這個社會所提供的美好。平衡角色與真我，才有健康的人生。

31 寂寞的老太太——說不出的苦

陳婆婆是七十八歲的寡婦，因為明顯憂鬱症狀，幾乎失去自我照顧的動機，經過門診醫師評估後，轉到病房治療。她的入住，很快引起治療團隊的騷動，因為陳婆婆雖然聽得懂大家的話，但她就是不會説國語，只會説台語。陪同她來院的孫女，也很無奈的説，在家裡，大家很少與奶奶互動，就是因為語言的隔閡。

陳婆婆原本住在南部的鄉下，先生十年前過世後，她就獨居，直到兩年前，為了白內障開刀，被家人接來臺北，因為還有糖尿病、腰椎疼痛等毛病，在家鄉就醫不便，所以就留了下來。問題是，沒有讀過書的她，藉著看電視，勉強聽得懂國語，就是不會講其他人聽得懂的話。

更棘手的是，她唯一的獨子長年在中國工作，卻是唯一可以聽懂她説話的家人。媳婦來自越南，雖然能幹，卻完全無法用台語跟婆婆溝通，更不用說兩個已成年孫女與最小的孫子，他們都長大了，長期在臺北成長，完全聽不懂台語，也因為過去互動不多，彼此有點陌生，祖孫之間缺乏交流的動機。

☺ 都會裡的異鄉人

從小在南部長大，台語流利的主治醫師，親自帶著住院醫師與護理師來進行入院評估，依照慣例，這個流程都是住院醫師與護理師一起執行即可，但是因為要用台語溝通，因此主治醫師親自上陣。

陳婆婆以虛弱低沈的聲音，慢慢地回答醫師的詢問。她表示，先夫與她感情一般，十年前因為先生肺癌過世後，她一個人在鄉下過得還不錯，對從小就忙於家事的她，自行打理三餐，根本不是問題。住在老家附近的三個女兒，盡管各自成家，偶爾還是會回去看看她，或是幫忙打掃等。老家有東西要修理，也有女婿或者外孫代勞，都不是什麼問題。

五年前，陳婆婆視力減退，女兒帶她去老家附近醫院眼科看診，確定是白內障，經醫師轉介，又發現她有糖尿病。再加上她經常喊腰部痠痛，也請骨科醫師診治，確認有輕度椎間盤突出。年輕時，很少看醫生的她，突然之間發現自己有三科的疾病，需要診療，這時候她才發現獨居的不便。

陳婆婆很聽醫生的話，規律地點眼藥、吃藥，開始注意飲食，控制血糖。但是因為住家離醫院有段距離，針對腰痛的物理治療，只能女兒、女婿或外孫們有空時，才能陪同進行。最後因為視力差到不行，才在獨子的力邀下，到臺北進行手術。

白內障治療開刀很順利，後續的醫療照顧，也因為住在兒子家，距離醫院和診所都不遠，能夠規律地持續進行。但是，陳婆婆卻覺得好像到了外國，雖然聽得懂別人的說話，但當她說出來的話，除了兒子之外，幾乎沒有人懂。兒子家是老公寓的四樓，沒有電梯，腰部與膝蓋都有退化性問題的她，除非有必要，很少出去，這對幾十年來，習慣在鄉下左鄰右舍間串門子的她，十分不習慣。當然，臺北市車水馬龍，吵雜的環境，陳婆婆也很難適應。

陳婆婆曾經表達要返回鄉下的意願，女兒們也表示可以幫忙後續的照顧，不過想法傳統的婆婆，認為老了還是要兒子照顧，不想麻煩已經嫁出去的女兒還有女婿和外孫，再加上，兒子也不放心她獨居。種種因素再加上身體的病痛，讓陳婆婆對自我照顧也失去信心。

住在兒子家兩年來，陳婆婆住在公寓裡的小房間，她覺得自己好像是隻被關進籠子裡的小鳥。和媳婦孫子們因為語言隔閡，讓她有心事不知能對誰傾吐。盡管兒子很孝順，只要返台就會帶她出去走走。但是忙於工作的兒子，能夠陪伴她的時間真的很少，她也不會主動去麻煩兒子。這種看似溫馨的三代同堂生活，就表面平靜地過著⋯⋯

直到半年前，陳婆婆開始覺得自己越來越疲倦，經常整天躺床，卻又睡不著，也不太想吃東西，甚至出現想輕生的念頭。讓家人不禁開始擔心她的身體是不是有狀況？經過糖尿病的主治醫師檢查後，發現陳婆婆身體狀況其實還好，但也懷疑她是否是有精神方面的問題，才轉介到精神科診治。

☺ 說不出的苦：文化變遷對上缺乏彈性

陳婆婆的案例，是現在社會變遷下常見的悲歌。

陳婆婆沒有就學，實屬文盲，對於資源認識與運用顯得侷限。經年累月的生活磨練，練就陳婆婆的持家能力，但是無奈老病纏身，鄉下沒有足夠的醫療資源，必須倚賴下一代協助照顧。因為尋求更好的醫療照顧，陳婆婆離開熟悉的老家，搬到臺北兒子家，生活環境的驟變是壓垮駱駝的最後一根稻草。因為使用語言不同，讓在臺北長大的兒孫聽不懂她的表達，也無法對話，因此當陳婆婆有苦說不出時，又缺乏與身邊人群的互動，心中抑鬱無法抒發，就是促成憂鬱症病發的重要因素。

幸好，病房團隊中，有幾位護理師能夠用台語和陳婆婆溝通互動，護理長也會特別安排擅長台語的護理人員照顧她。同時，醫師也安排了台語流利的實習心理師，跟陳婆婆進行每週一次的個別會談。大約一個月後，她狀況進步不少後順利出院，後續持續以門診治療。每次返診，實習心理師都盡可能配合安排門診的個別會談，讓陳婆婆有個能夠溝通説話的對象。

身心小叮嚀

社會文化的改變，對於所有人都是挑戰，像陳婆婆這樣的例子，可能會越來越少見，不過新住民的增加，過度重視學業事業所導致家庭內部的疏離，城鄉的差距等問題，仍然繼續造成對那些缺乏資源者的壓力。唯有關注到這個層面，才能有效全面地預防憂鬱症與其他的情緒問題。

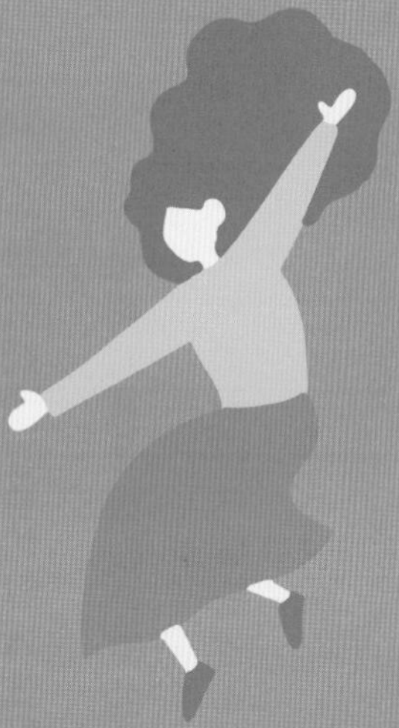

第七篇
憂鬱的夥伴：常見的共病

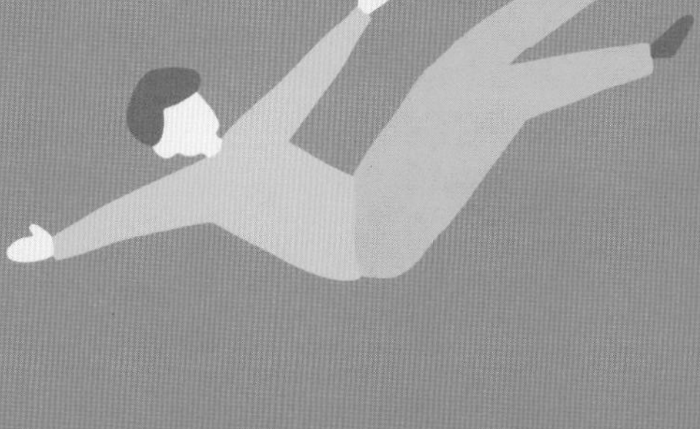

在認識了憂鬱症許多可能的危險因子後，本篇將介紹憂鬱症常見的「共病」，也就是經常與憂鬱症合併或者先後發生的其他心身狀況。

恐慌症與廣泛性焦慮症，跟憂鬱症一樣，都是盛行率極高的情緒障礙，三者的危險因子有許多共通處；暴食症與對身材的執著有關，比較常見於女性，患者也常合併憂鬱症；本書第11章已經介紹過一個比較慢性與複雜的創傷後症候群案例，本篇第35章則是相對常見與較輕微的範例；最後，以一個案例讓讀者認識酒精濫用與憂鬱症的關聯性。

32

突如其來的無法呼吸——恐慌症

「當時覺得自己快要死掉了。」

美玲是二十八歲的行政助理，來心身醫學科看診時，已經是初次發作的半年後了。當時，公司業務正繁忙，她加班到晚上七點，拖著疲倦的身子，想要早點返家。沒想到，經過捷運站，還沒有進站，她看到進出閘口的擁擠人潮，突然一陣暈眩、心悸與手腳發麻，覺得自己快要無法呼吸，於是走到通道旁，蹲下來，試著深呼吸讓自己吸到空氣，但是她還是覺得自己「幾乎要死掉」，好險站務人員發覺有異，上前關心她，因為身體不適讓她自己也很擔心，於是請站務人員幫忙叫救護車。

救護車約十分鐘後抵達，救護員迅速幫她罩上了氧氣面罩，並火速送到急診室。還好當天急診病患不多，醫護人員幫忙抽血，做心電圖，發現她似乎有過度換氣症候群（小知識1），給她一個塑膠袋，教她將呼出的空氣再吸回去，並且幫她打了一針鎮靜劑讓她先休息，經過半小時，接到通知的家人趕到醫院後，她已經好得差不多了。

急診的初步檢查，發現美玲身體沒有太多異常，而且她並沒有氣喘病史，也不抽菸，因此建議她去掛一般內科檢查。不過，美玲很擔心自己是不是身體出了問題，於是安排自費的全身健康檢查，結果出來，也沒有太多問題。

在工作上十分盡責的美玲，盡管進了急診，做了健檢，後續也不敢請太多假，依舊恢復正常上班。沒想到，三週後，她又在路上發作一次，這一次，她立刻吃了內科醫師開立，建議她帶在身上的鎮靜劑，並且用隨身攜帶的塑膠袋自救調整呼吸，並且在捷運休息區裡，坐等約四十分鐘後，等到她覺得自己狀態平穩後，再平安回家。

從此，她改搭 Uber 上下班，再也不敢搭捷運了。只是她內心開始覺得自己怎麼這麼廢！這麼脆弱！這麼沒用！再加上後續她發現自己的睡眠與食慾逐漸變差，除了正常上下班，其他聚會邀約都婉拒參加。美玲從一個社交正常的人徹底變成下班後就不出門的宅女，美玲甚至會有生不如死的念頭。而身邊好朋友覺得美玲狀態不對勁，建議她看心身醫學科或者精神科。

☺心理疾病和生理疾病不容易區別的症狀

美玲在被診斷為罹患憂鬱症之前，根據在捷運站所發生的症狀，是典型的恐慌症。

恐慌發作是常見的狀況，例如許多人碰到害怕的事物，例如怕蟑螂或者老鼠的人，看到這些討厭的小動物，就會會心跳加速、全身冒汗、頭暈目眩、噁心想吐、覺得發冷或發熱、手麻腳麻，甚至有快要抓狂甚至要死亡的恐怖經驗。

恐慌症其實是沒來由或是在人群擁擠或者密閉環境中，反覆產生恐慌發作後，因為對於這樣的發作十分害怕，甚至因此改變生活習慣，造成困擾的狀況。例如美玲因為有了兩次的恐慌發作，而放棄上下班搭捷運，改搭Uber，改變生活習慣，造成經濟上的負擔。如果類似狀況持續一段時間，引發憂鬱症的機率就大大提高。

恐慌發作或是恐慌症會出現的生理症狀，與很多生理疾病，例如氣喘、心絞痛、中風、胃食道逆流等疾病的症狀相似，所以當事人經常尋求各科醫師的幫助，但總是沒有辦法確認病因。部分醫師，看到病人有明顯的焦慮症狀時，通常會開立鎮靜劑類藥物協助病人，但是鎮靜藥物如果頻繁使用，時間一久，可能會產生依賴現象。敏感度高的醫師，此時也會轉介病人來精神科。

恐慌症，是個很容易與身體疾病混淆的疫情。

☺心身症與特定場所畏懼症

本書第2章的小知識介紹了心身症——憂鬱、恐慌或焦慮症，這類患者常常會因為各種身體不適，尋求各科醫師的專業診治。我每次初診時，都會透過健保系統了解病人過去半年內的看診用藥甚至檢驗紀錄（半年是目前健保卡容許的查詢期限），紀錄顯示，多數病人到精神科求診前，都有很多其他科別求診的紀錄。

臺灣健保看診雖然方便，與國際相比，費用也不算貴，但因為缺乏完善的家庭醫師與轉介制度，在醫療資源豐沛地區的民眾，有可能會出現到各醫院診所「比較」的狀況。正如本書第2章所述，情緒困擾與身體症狀有密切的關聯性，如果因為憂鬱、恐慌、焦慮等症狀，伴隨許多身體不適，很多人會自行根據自己的常識，氣喘找胸腔或者過敏科，腸胃不適找腸胃科，頭痛找神經科，泌尿問題找泌尿科或婦產科……。每位醫師在極短的看診時間內，通常只能針對身體症狀做基本了解與診斷，或是趕快開藥就讓病人離開。因此病人就醫後收到不同訊息，如果症狀持續沒有改善，就可能帶著困惑地持續遊走於各間醫療機構，甚至再加上親友好意的推薦、勸告、分享「好藥」，如果吃藥後效果不明顯，就會繼續遊走於求醫問藥的漫長歷程。

恐慌症可能帶來的另一個合併症是特定場所畏懼症，英文名稱 Agoraphobia。這種狀況就是患者很害怕自行搭乘公共交通工具，或者到人多、密閉、空曠的地方，甚至無法單獨外出。像美玲這樣，因為兩次的恐慌發作，就放棄搭乘捷運或公車的人，臨床上還不少見。有些開車的人，會因為經過隧道時發生恐慌症狀，後來盡可能避免行經熟悉的路段，或者乾脆停止自行開車，對於生活造成很多不便。因此，恐慌症可能引發許多合併症，若沒有適當治療達到緩解，憂鬱症就是很容易發生的狀況。

我建議要解決長期無法治癒的生理疾病，最好是找到一位可以信任，對於心身問題都熟悉醫師，先根據醫師建議檢查，再進行治療，耐性等待藥物發生作用，或者根據醫師的建議接受轉介，才是最理想的處置，或許才會發現生病的不是身體，而是心。

身心小叮嚀

恐慌發作與恐慌症都是常見的精神情緒障礙，在發生初期，或者尚未嚴重化之前，就好好治療，減輕心身的痛苦，避免養成迴避正常生活情境的習慣，降低症狀的慢性化，才能避免憂鬱症、心身症與特定場所畏懼症的發生。

小知識 過度換氣症候群（Hyperventilation Syndrome）

這並非獨立的診斷，而是經常發生在極度焦慮狀況下的現象。當事人覺得吸不過氣，用力呼吸，結果將肺中二氧化碳過度清除，讓血液當中維持酸鹼度的成分失衡，造成「呼吸性鹼中毒」，因而出現心悸、手腳顫抖麻木、全身無力虛弱、頭暈、視力模糊等症狀，患者若因此更焦慮而更用力呼吸，就造成惡性循環。

用塑膠袋呼吸，讓患者呼出去的空氣再次吸入，可以防止二氧化碳過度清除，是緊急狀況下減輕症狀的簡單療法。當然，緊急注射鎮靜藥物，讓患者情緒冷靜也是有效的處理方式。

33 中年不只有危機——廣泛性焦慮症

家豪是四十五歲的工程師，擔任部門主管，與比他大一歲的太太，育有一子一女，家庭和樂，人人稱羨。

家豪會到精神科求診，是因為已經失眠將近兩年了。此外，最近幾個月出現輕生念頭，覺得自己做什麼都不對，覺得應該來找醫師尋求協助，之前，預約了兩三次，但是卻又突然覺得自己可以克服，而臨時取消看診。就在預約又取消反覆三次後，終於克服心中的矛盾，出現在醫師面前。

身為家中長子的家豪，是留美碩士，當初他原本規劃大學畢業後先工作幾年存錢，再用自己的存款出國唸書，不過，後來還是接受父母金援赴美留學，順利完成學業返國後，如願進入令人稱羨的高科技公司。再加上工作表現認真，屢次被提拔，目前已經是負責監督約三十多位工程師的中階主管。家豪收入逐漸增加，他有能力依照當年給父母的承諾，每個月固定提供的孝養金。由於父母退休後，只有微薄的年金收入，來自長子的回饋，讓兩老十分滿意。

無奈，這兩年家豪管理的部門裡，不少優秀的工程師紛紛跳槽，甚至，有些人直接到競爭對手的大公司。儘管，家豪的長官沒有怪罪他，但是責任心重的他，開始煩惱如何留人。再加上人手不足，留下來的同仁們業務量加大，會對他抱怨，他也只能無奈地看著對方，並且盡可能幫忙將任務分配妥當，避免又有人離職跳槽。

除了工作上的煩惱，家豪只要想到他要繼續照顧扶養父母，兒子和女兒正值國中小階段，補習、才藝班都需要錢，房貸也尚未付清，更不用說，他心裡還想存更多錢當做以後子女出國的留學基金。儘管家豪的太太也有上班有收入，勸他不必太擔心，但是身為上有高堂、下有妻小的三明治族群，重擔扛肩，要如何說放下就能放下呢？

☺ 按摩師傅的回饋

當醫師詢問他是否有身體緊繃症狀時，家豪回想到有一次度假，在旅館接受按摩時，按摩師父說他的肩頸很硬，肌肉不太容易放鬆。這讓他想起多年來的頭痛問題——十年前家豪剛晉升為組長後，頻繁頭痛的症狀就出現了。如果前一晚如果有睡好，症狀會比較輕，但是常常每天下午後，頭就越來越痛。放假時，頭痛就比較不會發生。

醫師再詢問家豪是否有休閒生活？家豪突然一愣，沈默了老半天，不知如何回答。家豪想說，放假不就是陪伴家人，或是帶大家出去聚餐打牙祭，也會安排國內外長途旅遊。不過，自己到底有什麼嗜好？家豪知道自己不菸、不酒、不賭，至於嗜好，他倒是想不起來。

由於這兩年部門人事不穩定，不上班時，家豪也會經常上網看看是否有什麼管道可以徵才，尋找合適的新手加入。所以他脫口說出「獵人頭算是嗜好嗎？」說著說著，自己也笑了。

不過，家豪對於自己的身體狀況，則是有特別留心。自從有一次公司健檢，他發現血壓偏高後，就買了血壓計，在家經常自己測量。如果健康檢查中，還有其他項目是紅字，家豪一定乖乖地依照建議複檢，或者去諮詢各科醫師。由於家豪對於用藥也很謹慎，他害怕藥物傷肝傷腎或上癮，因此能不吃藥就盡量不吃，所以至今仍不太願意靠服用藥物來控制血壓。

不論是頭痛問題還是偶爾會有腸胃問題，家豪都會盡量抽空去醫院，找親友推薦的名醫。不只一位醫師認為家豪身體的問題不嚴重，建議他盡量放鬆心情，但是他總會想起因為癌症過世的爺爺與中風臥床多年的奶奶，擔心自己會不會有天罹患重病，因而連累家人。

☺ 事事煩心的性格

醫師做了結論，認為家豪罹患了廣泛性焦慮症，並且已經合併憂鬱的症狀。對於身體狀況的過度擔心，也許還有罹病焦慮症（小知識）。

家豪承認自己向來個性謹慎小心，總是擔心會犯錯，無論對於工作、家庭，還有個人的健康，都無法放心。也盡可能把每個環節都處置妥當。沒想到，這種個性還有壞處。

廣泛性焦慮症跟恐慌症，都算是焦慮類精神障礙，只是不像恐慌症那樣戲劇化。患者最常見到的症狀就是失眠，加上持續性的擔心緊張，怕自己很多事情沒有做好做對。失去耐性，脾氣變差，整天疲倦的感覺，肌肉緊繃，注意力下降等，也都是廣泛性焦慮症的症狀。負責任，做事完美的個性，是最常見的危險因子。可以紓壓的興趣，還有規律運動的習慣，則是保護因子，讓人比較不容易發生焦慮。

持續這種焦慮狀態過久，若不加以治療處理，憂鬱症是很容易發生的。家豪近來的輕生負面的想法，還有自責罪咎感，都顯示他的焦慮症有逐漸合併憂鬱症的傾向。還好他及時尋求幫助，避免了狀況惡化。

身心小叮嚀

廣泛性焦慮症是很常見的精神障礙，美國的流行病學研究發現有9%的人，一輩子會發生至少一次廣泛性焦慮症。在臺灣雖然沒有這樣的研究，但從臨床經驗來看，這個問題也真的十分常見，跟憂鬱症有十分密切的關聯。預防，還有及早發現並治療這個精神障礙，是促進國人精神健康重要的任務之一。

小知識 罹病焦慮症（Illness Anxiety Disorder）

這種狀況過去稱為慮病症（hypochondriasis），是指過度擔心自己身體罹患疾病。這種狀況與本書第2章所簡介的心身症不同，因為心身症患者的確有明顯的身體不適，但是罹病焦慮症患者，大多沒有明確的症狀，只是擔心身體是否生病。這種對自己健康的焦慮，會導致許多沒有必要的就診與檢查。嚴重的案例，會反覆的要求確認檢查結果，造成醫療人員的壓力。

34 羞恥的秘密——暴食症

怡婷是大四女生，看到網路上醫師的文章過來看診。她原本就在心身科診所，為了憂鬱症看診服藥有半年時間，情緒改善不少。但是她有一件事不敢跟醫師說——原來，她從高中開始就有暴食催吐的習慣，長達五年。其他人，包括家人在內，都不知道她有這個問題。

身材中等的怡婷，上了高中後，開始覺得自己不夠瘦，除了讀好書，她認為應該要好好控制身材，於是開始減肥。身高一百六十公分，體重原本五十三公斤，但是她藉由放棄進食澱粉類與油炸食物後，體重曾經減輕到四十九公斤。

高三時，怡婷有天晚上，無法克制地吃光家中所有的澱粉類——冰箱裡的剩飯蒸熱吃光、吃掉一整條吐司，還有櫃子裡很多包餅乾。而這種突然想狂吃澱粉類食物的情況發生了好幾次，怡婷怕自己變得很胖，看到電視節目中，有藝人介紹催吐可以減肥，因此，她嘗試了用手摳吐，剛剛吞進的大量食物，都吐光。從此，像潘朵拉的魔盒被打開一樣，開啟了節食後暴食再催吐的無盡循環模式。

在意體重的怡婷，發現如此一來她不用擔心吃太多而發胖的問題，體重則是維持在五十一至五十五公斤之間，但是始終都沒有降低到四字頭，甚至她的減肥目標四十七公斤。

上了大學，怡婷先搬進學校宿舍住了一年後，再到學校附近租屋，學校適應不是問題，成績算優異，社團與人際關係也處理得不錯，就是飲食與身材一直苦惱自己，但是怡婷把自己控制體重的方式當作心底秘密，從未對任何人説過。

升上大三後，怡婷想到只剩兩年就要畢業找工作，開始慌張。不過最讓她在意的，還是不聽話的身體，老是跟減重的目標過不去。她認為自己暴食又催吐是浪費食物、浪費金錢，心中有很深的罪惡感。自責的心態讓她對生活熱情逐漸下降，社團也不參加了，整天窩在房間內，只有上課才會出門

由於情緒困擾日益嚴重，因此到學校附近的心身科診所看診，開始服用抗憂鬱藥。在吃了一個月之後，情緒果然有改善，但是飲食問題仍未解決。有一天上網，不經意看到飲

食障礙還有暴食症這個字眼，閱讀之後，終於鼓起勇氣來到貼文醫師的診所，講出實情。

吃不吃都痛苦

說實在的，從來沒人嫌怡婷過胖。她曾經有一位交往三年的男友，也從沒認為她身材不好，但是後來因故分手，怡婷仍覺得分手是因為自己太胖了。

擔心變胖的她，總是小心翼翼地控制進食的熱量，她的早餐幾乎只有一杯不加糖的黑咖啡，午餐則以沙拉裹腹，但是晚上下課前，怡婷就會開始計畫晚上的「儀式」——因為她知道吃完後一定會去吐，經常就像著了魔一樣，一口氣買二到三人份的餐點，回到房間後，盡情地狂吃，再到廁所吐出來。她甚至曾經因為嘔吐物，導致馬桶塞住，後來，她乾脆吐在垃圾袋裡，第二天出門前，再拿去丟掉。

如果前一天晚上，怡婷有進行「暴食＋催吐」的儀式，她又會擔心吐不乾淨，攝取太多熱量會發胖，因此隔天又開始節食。

有時候，遇到同學邀約一起去吃早餐或午餐，她會跟著去吃一點，但是吃完又開始擔心「破功」，甚至藉故上廁所偷偷去催吐。（暴食症患者的催吐，通常緊接著飲食之後，不太可能等到晚一點再做。）但是她又嫌在外面催吐不方便，因此開始拒絕同學的聚餐要約，次數一多，同學朋友們也慢慢不邀請她了，她卻又因此開始覺得別人認為她孤僻。盡管怡婷心知肚明暴食會讓自己生氣難受，但是如果因為和同學開會討論作業時間太晚，讓她無法及時去購買晚上想要大吃的食物，就會開始覺得焦躁不安。怡婷承認，自己對於「暴食　催吐」似乎上癮，明明知道是不對的，但就是無法「戒掉」。

☺ 讓人矛盾的家

說也奇怪，怡婷只要放假回到家中，這個症狀就不會發生。不過，回家會讓她心裡充滿糾結掙扎。

怡婷的父親從祖父手中繼承了家族生產成衣的事業，二十年前，她剛出生不久，父親就到中國大陸設廠，經常不在家。母親則要幫忙管理父親公司的業務。他們和祖父母同住，怡婷還有位比她大三歲的哥哥。祖母與母親明顯的重男輕女，對於哥哥十分寵愛與關心，相較之下，怡婷覺得，特別是母親對於她總是有諸多的要求。

怡婷的學業成績明顯比哥哥強多了，但是母親或者祖母會說：「可惜比較會讀的是女生。」好像她是生錯性別了。當然，她大學考上臺北很好的學校和科系，家人都很開心。不過，說話犀利的母親，經常還是會對她嫌東嫌西，之前交了男朋友，怡婷帶男友回家，母親事後就嫌男生個子太矮，後來他們分手了，又嫌怡婷眼光太挑了。無論怡婷怎麼做，母親都會給予負面意見。

盡管，她不喜歡聽母親碎碎念，但是回到家裡，怡婷明顯地覺得自己心情不會那麼緊張。不用像在學校時，總是要裝著自己很厲害的樣子，心情反而比較輕鬆。家，對她來說，是讓她感覺矛盾。

☺ 常見的心身障礙

像怡婷這樣，因為飲食問題而合併憂鬱症的患者，我在臨床上診療過數百位，患者以女性為主，男性較少但也有。從外顯條件來看，這些個案，大多學業與人際關係很好，甚至非常優秀與傑出。可是，內心卻潛藏自卑，因此對自己身材有著過度執著，讓她們用力控制飲食與體重，結果像怡婷一樣，陷入「節食↓暴食↓催吐↓再節食」的惡性循環中。

跟憂鬱症、焦慮症不同的是，暴食症或者厭食症（小知識），因為牽涉到飲食生理的混亂，不只是單純的精神心理問題，而是會同時影響生理與精神的障礙。

過度在乎身材，堅持要減到「流行的標準」，是暴食症最直接的原因，但內心深處缺乏自信，還有過度自我要求，只想討好他人，壓抑自己的性格，則是根本的因素。

並非所有暴食症患者都會催吐，那些不催吐的病人，整體預後都較佳，當然，要減少不當的節食，以避免生理反撲的狂吃，還是要有勇氣以及更成熟的自我。

暴食症經常與跟家人的親密關係有關聯，像怡婷這樣跟親人們的矛盾情感，若能透過有效的心理工作加以化解，有時候暴食症以及合併的憂鬱症，會不藥而癒。

身心小叮嚀

女性的憂鬱症患者部分與暴食症的發生有密切關聯。如果沒有改善飲食障礙，憂鬱症的恢復比較困難，鼓勵有這類問題的人，勇敢面對處理。根據筆者的經驗，可以堅持好好治療的人，終究會重拾健康的生活。

小知識 厭食症（Anorexia Nervosa）

厭食症好發於女性，跟暴食症最大的不同，就是厭食症患者過度減肥後，體重掉到很不健康的程度，而且堅持不願意回到正常。根據目前全球醫學界的共識，年紀超過十五歲的人，體重質量指數（BMI）因為怕胖減到小於 17.5Kg/m2，就很有可能罹患了這個病症。

年紀小的個案，必須參考生長表，通常在十五歲前的男女生，體重都是持續上升的，只要有明顯的體重減低，或者長期的停滯，都要考慮是否有厭食症。

根據統計，有一半的厭食症病人會合併暴食/催吐行為，所以厭食症目前的定義完全以體重為主。因為過瘦的患者，不但沒有意願恢復正常，甚至有可能因為電解質不平衡等問題，而有心律不整，甚至猝死的可能。

除了住院進行營養復健，讓體重回到合理健康的範圍，然後持續進行心理工作，修飾過度殘酷自我要求的個性外，家人協助的的厭食症療法（Family-Based Therapy，FBT）對於青少年，以及與家人同住的年輕成年，可以部分或全部取代住院。

有需要更深入了解厭食症與暴食症的讀者，歡迎造訪筆者的部落格「心身醫學觀察筆記」（http://mentalhealthtaipei.care）。

35

車禍不只傷身——創傷後症候群

二十八歲的詩涵是餐廳外場人員，是由一位醫師的老病人，也是她的好友P小姐陪同前來。近兩年，詩涵的睡眠狀況時好時壞，睡眠差的時候，她經常會被惡夢驚醒，整天渾渾噩噩的，雖然可以上班，但是經常心不在焉；東西吃得下，但食不知味，體重也明顯下降，很想躲起來，從世界消失。因為詩涵有宗教信仰，不敢想自殺，但就是心裡總覺得人生又苦又乏味。

在問診過程中，才知道詩涵在兩年前曾出了一場車禍。

詩涵與父母、妹妹，以及叔叔一家五口，加上爺爺奶奶，住在山上的透天厝，雖有公車經過，但是班次少，大人們幾乎都開車或騎機車出入。因此詩涵從高中起就會騎機車，已經十分熟練，沒想到出事那一天傍晚，一輛私家車因為沒開車燈，視線不明而撞上了她，她連人帶車摔倒路邊，雖然沒有昏迷，印象中一切發生很快，救護車來了，把她送到最近醫院的急診室，醫師說右腳踝骨折，必須開刀治療。

當時家人都趕來探望她，後續開刀手術順利，不過住院期間因為傷口感染，延長了住院時間到三週。詩涵的工作只好暫停，出院後，她在家休養同時進行物理治療復健。肇事的司機還算有誠意，不只賠了所有醫藥費，也賠了一輛新的機車給詩涵，並且有一定金額的精神賠償金。經濟的損失就透過和解處理完成，車禍發生四個月後，雖然走路還是有點不方便，詩涵還是決定回去工作。

只是，詩涵再也無法夜間騎車了。白天還沒問題，接近黃昏時，被撞的回憶就會占據她的內心，為了怕再次出事，只要天色變暗，她只能靠等待久久一班的山區小公車，或是要麻煩家人到山下的大公車站接送她，生活交通變得很不方便。

此外，她的睡眠狀態也開始變差，以前她很少會做噩夢，但是現在經常出現，時不時就會干擾睡眠。在家人聊天或是在工作的餐廳聽到有關車禍的話題，都會讓自她感覺莫名的緊張煩躁，很想逃離，不要再聽下去。

詩涵的好友P小姐，則是因為憂鬱症求診長達一年半，在藉由吃藥與短期諮商後，狀況明顯改善。她看到詩涵時好時壞的精神狀況，於是介紹她來看診。

☺相對單純的創傷後症狀

詳細問診評估後，醫師診斷詩涵在過去兩年，除了有數次憂鬱症發作外，還有「創傷後症候群」。與本書第11章的案例最大的不同是詩涵的情況相對單純。她是家人疼愛的女兒、孫女、姪女，出事前原本過著還算輕鬆愉快的生活。

只是突如其來的車禍事件，打亂了原本的生活節奏。讓她無法繼續在夜間騎車、頻繁的惡夢以及無法平靜面對車禍事件，都顯示車禍事件帶給她嚴重影響。經過藥物治療，以及與精通精神創傷的心理師短期諮商後，她的狀況在三個月內逐漸改善。

創傷後症候群，早在第一次世界大戰時，就被當時的軍醫發現，許多參戰的軍人，在脫離戰場後，仍然有許多精神症狀。而更深入的臨床觀察與科學研究，則是美國在越戰老兵身上所進行的。臺灣大約從一九九九年的九二一大地震後，當時精神醫學界的專業能量相對充足，所以有了系統化的研究，也做了更多的教育訓練。目前在臺灣，許多精神科醫師與心理師、社工師、護理師們，對於精神創傷的問題，都有很好的訓練。

在心身醫學發達的國家，甚至發展出精神創傷醫學（Psycho-Traumatology）這樣的次專科。探討嚴重創傷事件對於個人心理與精神健康的衝擊。在資源足夠的地方，甚至對於發生重大意外事件的族群，都例行的給予專業的篩檢與防治服務。

創傷後症候群與焦慮、恐慌等精神障礙一樣，都會增加憂鬱症發生的可能性，如果及早發現並加以治療，可以預防更多精神心理的合併狀況發生。詩涵在事發兩年後才開始尋求心身醫學的專業協助，不能算太晚，因為臨床上有許多人在更久之後，甚至已經多次憂鬱症發作後，才開始治療。

身心小叮嚀

創傷事件比我們想像的更多，天災、人禍不斷的世界，無論身處何處，只要有意外發生，後續的精神情緒照顧，必須要與身體創傷的照顧一樣，及時提供，才能預防更糟的狀況發生，幫助當事人恢復心身的完整健康。

36 失眠背後的問題——酒精使用障礙

志明是四十歲的自營商，創辦網購公司已經十多年了，生意時好時壞，不過整體而言，是穩定成長。但是這半年來，他的失眠狀況越來越嚴重，因此來求診。

醫師問診時發現，志明除了失眠，也有情緒困擾，心情低落了好幾週，食慾下降，做事情的動力不足，甚至覺得生活乏味。另外，過去五年，他幾乎天天喝酒，初期只是一、二瓶啤酒，這一兩年，改喝高酒精的威士忌，有時一個晚上喝掉好幾杯。志明自己算謹慎，從未酒駕。只是，喝到斷片倒是常見，特別是跟朋友一起喝，可以一次喝掉一整瓶烈酒，最後怎麼回到家，自己都記不得了。

因為年度體檢，志明發現肝功能異常，太太也一直勸他戒酒，但是這幾年喝喝小酒，讓自己放鬆心情，已經是生活的一部分，他沒有動機想要改變飲酒習慣。但是醫師告訴他有憂鬱症以及酒精使用障礙，也就是所謂的「酒癮」時，他倒是坦然接受。

志明只要提到家中兩位可愛的千金，都會很開心，所以當建議志明要為了太太和女兒們照顧好自己身體健康時，志明就下定決心，好好治療，不希望持續的酒精使用，干擾了這個家庭所有人的幸福。

☺ 酒癮與越來越常見的精神障礙

酒癮或是所謂的酒精依賴，是比較傳統的名詞。經過長年的臨床觀察研究發現，要將酒精使用分類的很仔細，誰有到依賴（dependence）或者僅僅是濫用（abuse）其實並不容易。所以最新版的 DSM-5 已經將過去這種分類打破，將所有酒精使用導致問題，通稱為「酒精使用障礙」。

過去五年志明的飲酒狀況，屬於典型的酒精使用障礙，是在臺灣越來越常見的問題。因為我在臨床上，看過不少相同症狀的患者，不僅只有喝酒成癮的問題，經常合併其他精神疾病，例如憂鬱症加上酒精使用障礙。

憂鬱症與酒精使用障礙，都是容易造成自殺的兩大危險因子。如果能夠透過治療改善，就可避免患者自殺輕生的悲劇。

而酒精問題與情緒問題，由於難以分辨，經常發生攪和在一起的狀況。許多病人因為憂鬱、焦慮等症狀，喝了酒後，有麻醉鎮靜效果，因此持續飲酒習慣。殊不知，持續的酒精影響腦部，也會導致情緒問題的發生。

盡管許多科學研究仍無法確認，酒精濫用與憂鬱症的因果關係，但是臨床上，卻常見當這兩種精神障礙同時發生，病症的嚴重度會比只有單一症狀強度表現增加，因此治療時，就需要兩者同時對症下藥，才能出現改善效果。

☺ 菸酒有礙身心

二〇二三年世界衛生組織公告，酒精是與香菸同等級的致癌物，因此盡管菸與酒都是可合法販售，卻不利健康的物質。因此全世界許多國家，包括臺灣在內，都跟進鼓勵民眾戒除菸酒的使用。同時當代醫學很清楚的證明，許多慢性疾病的發生，與生活習慣息息相關，菸或酒這類有害物質，是造成疾病的重要因素。

不過，戒酒需要強烈動機，而家人的鼓勵與協助，會是有利的戒治動力。醫學研究顯示，憂鬱或焦慮等情緒障礙，如果能夠獲得良好的治療，依賴酒精的成癮症狀也會減少。因此，好好治療情緒問題，不但能協助戒除酒精的使用，還讓自己重拾心身健康。

醫界普遍認為，戒酒成功的表現，是要停止喝酒超過一年。這一年中，面對引誘與復發，都需要自己提高警覺，更需要靠身邊的人幫忙關照與提醒。除了當事人的醫藥順從性外，家人也可以參與，討論可以幫怎樣的忙，順利的讓情緒障礙與酒精使用獲得治療與緩解。

身心小叮嚀

憂鬱症與酒精使用障礙，互相成為彼此的危險因子。酒精使用量不低的患者，以及其親友，要積極面對這個問題，讓精神心理專業人員，來確認是否有情緒困擾的問題，積極面對，努力克服，才能重拾健康的人生。

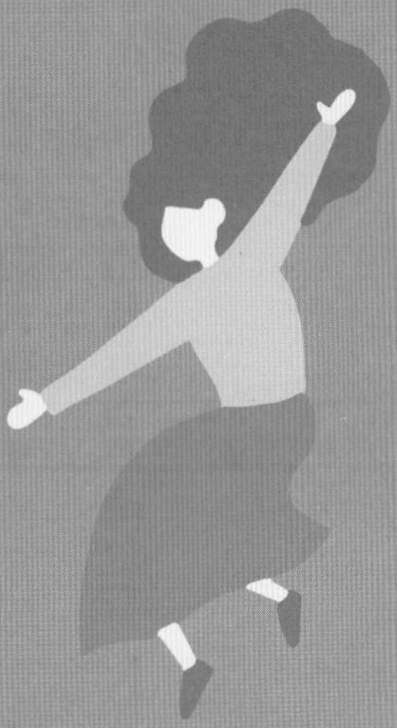

第八篇 處遇或治療：憂鬱症的當代實證療法

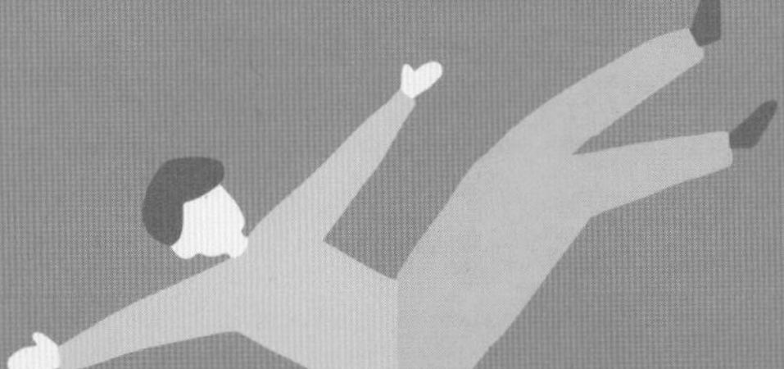

探討了憂鬱症的各種樣貌後，最後該來討論治療的方法。對於輕中度的憂鬱症，心理治療，特別是認知行為治療是被研究最多，也最有證據力的療法，但除此之外的其他心理治療，對某些個案也許更合適。團體治療與家庭會談則可以在個別治療外，提供不同面向的協助。

藥物治療還是目前臺灣最常見的憂鬱症療法，相關治療的原則會有清楚的介紹，至於那些藥物與心理治療效果不佳的個案，腦刺激則是晚近新的療法。最後，本書將各種療法做個比較整理，讓需要的讀者可以比較容易抉擇。

37

想要痊癒的病人——認知行為治療

二十九歲的F小姐，初診時就強調自己不想吃藥。醫師問診後，確認她罹患憂鬱症，因為還可以勉強上班，算是輕度。醫師請她填寫貝克憂鬱症量表（Beck Depression Inventory, BDI），分數高達三十一分。於是將她轉介給熟悉認知行為治療的臨床心理師，進行每週一次的治療，並且請二至三週返診一次，追蹤治療進度。

第一次治療時，治療師跟F小姐說明治療的方式，並請她開始記錄跟憂鬱相關的想法，例如：「我總是做不好事情」，「世界對我不公平」等。F小姐很有原則，醫師初診時所開的藥物，她堅持不服用，但是很積極的參與每週一次的認知行為治療。每天規律地寫治療師要她記錄的想法日記，並且填寫BDI。在她努力之下，經過十週左右，情緒慢慢恢復，有更多正向的念頭。醫師對於她的執著與認真，給予許多肯定，並且鼓勵她繼續在治療師陪同下，更多發掘那些會挫敗自己情緒的想法，在導引之下，逐漸鬆動並調整。醫師特別強調，整個過程需要耗費數個月，而且狀況會時好時壞，要有耐性。

☺ 貝克醫師的認知療法

一九六〇年代，美國精神科醫師艾倫．貝克（Aaron Beck），在幫病人進行精神分析時，發現憂鬱症患者，有一些固著的信念，影響著他們的心情。他開始請病人認識自己的想法，並且在治療時間內與他們討論這些想法，幫助他們重新去看待讓自己困擾的事物，結果部分病人，讓自己憂鬱的想法出現彈性，情緒也逐漸改善。

初期，他把這種療法稱為「認知療法」，後來又加上針對行為的建議，透過想法與行為的改變，讓憂鬱症狀減輕改善。認知療法最早用於憂鬱症，後來發現對於焦慮症、恐慌症、暴食症等，也有不錯的效果。

認知行為治療（Cognitive Behavioral Therapy，簡稱 CBT）最大的特徵是，當事人必須認真配合做功課。憂鬱症患者，每天要填寫貝克醫師所展出來的憂鬱症狀量表（BDI），並且練習去辨認那些讓自己憂鬱的想法。剛開始，這可能不是很熟悉的事情，治療師在此時會幫助當事人去做這個練習。所以，用這種療法的患者，要有很大的決心，努力配合治療，像F小姐一樣持續記錄。

許多患者認為，自己也看了書，查了很多網路上的知識，以為這樣就可以解決內心的困擾。其實，治療是需要透過一個歷程的。就好像，不會游泳的人，可以看書或者觀看學習游泳的影片，其中只有極少數人，能夠自行練習就學會游泳，但是大多數人，則還是要有教練在旁觀察指導，在適當的時候，給予現場指導、鼓勵與支持安慰。

☺ 持續心理鍛鍊，不再苛求自己

所以，心理治療，包含CBT在內，是一個互動的過程，受過訓練的治療師，幫助有憂鬱症狀的當事人，練習自我監測自己的情緒，辨認自己挫敗自己的固著信念，在治療師的協助下，去審視這個信念的有效性，加以調整，增加彈性，不要讓一些似是而非的想法，拖著自己的情緒往下陷。

除了自我記錄與審視外，CBT的重要內涵，就是教育患者。透過治療師的說明，當事人發現固著想法與低落情緒之間的關聯，甚至有時候，可以更多認識許多從小根深柢固的觀念。例如，本書第6篇中，社會上常見的想法。像是，面對不認識的人，總是要笑臉迎人才是有禮貌，才會有好人緣，即使自己心情不佳，也要勉強自己。只是強人所難、違反真實情緒的自我要求，會使得自己在人際互動中十分辛苦。透過諮商會談，能夠理解自我期許固然是好事，即使做不到，並不是自己的錯，也不會一直苛求自己，甚至因此認為自己是不完美甚至是個失敗者。

CBT是當事人必須努力與持之以恆的治療方式，像是F小姐不願意服藥，但卻願意配合好好做功課的案例，治療效果就會很顯著。相反地，如果患者因為憂鬱症狀明顯，一旦情緒低落就中斷記錄自己的動力，不能夠規律與持續的執行，效果就會打折扣，甚至可能不適合認知療法。因此醫師會先用以藥物幫忙病患改善病症後，後續再進行認知治療，才能夠改善。

不過，認知治療非萬靈丹，因為有些人不擅長以文字記錄或書寫自己情緒，若是位口語表達有困難的人，就需要用其他治療方式。

身心小叮嚀

CBT是七十多年來，被證實可以明確改善輕中度憂鬱症的治療方式，是一個可以取代藥物，或者是補充藥物治療的療法。

38

醫師也有憂鬱症——不同方式的語言治療

三十三歲的J醫師，剛從醫學中心完成心臟內科次專科訓練，準備到區域醫院擔任主治醫師，新婚的太太懷孕三個月了，眼看就要「五子登科」，令人稱羨的人生勝利組，但是內心裡面卻在此時出現了許多負面想法。

J醫師想起自己的祖父，不到四十歲因病早逝，因此父親從小就要跟單親的祖母，一起維持家計，辛苦的生存，J醫師不免想起自己離四十歲也不太遠，會不會也無法……，他不知道為什麼，事情越是順利，內心的哀傷與擔憂就越強烈。

再無法忍受這些負面想法的干擾，J醫師先尋求接受過精神分析訓練的醫師學長會談。在學長的轉介下，開始與剛從國外返國的精神科醫師，也是精神分析師，進行每週一次的精神動力心理治療。

由於學長也是精神科醫師，初期曾建議J醫師服藥，但是看他很認真的進行會談，情緒雖然曾經很差，也有過自殺念頭，但是生活工作都還過得去，因此尊重他的意願，繼續維持每週一次的心理治療，諮商治療持續超過一年。

持續諮商到第二年後，J醫師的情緒狀況十分穩定，負面想法也沒有那麼強烈，經過與治療師討論後，結束每週一次的會談，對於後續的人生，他也有更清楚的念頭，不會那麼容易被憂鬱所困。

☺ 對內心世界的探險之旅

超過一年時間的會談中，J醫師陸續發現自己內心充滿了糾結心態。他沒有想到，看似順遂的人生，卻深受父親早年喪父傷痛的影響，讓他對自己的童年存有自卑心態，只是在會談前，他從未發現過這樣的內心世界。

透過醫師導引，J醫師對自己的內心世界有了更多的好奇，這也是在他憂鬱症狀逐漸好轉後，仍然持續會談下去的動力，因為他對於自己內心的很多謎團，透過持續的討論與省思後，竟然有更多的發現。

這種會談模式，傳統上稱為「精神分析式」或者「精神動力式」的會談。跟CBT

最大的不同是，接受服務的一方，並不需要做功課，只需要定時與治療師在會談室碰面會談。不像CBT有清楚的進度，與要處理的內容（例如：負面的想法），在精神動力式的會談中，個案談自己想談的內容，治療師則相對被動，只在適當的時機給予回應，或者進一步探詢。

透過會談室內的對話與討論，主要是讓當事人更清楚認識自己內心世界，並更清楚如何去面對與駕馭豐富的內心生活，包括情緒與想法。只是，這樣的療法很難事先預定所需的時間，或者及早訂出結束的時間或次數，往往視會談情況與當事人狀態而定。

能夠從事精神分析式會談的治療師，可以是醫師，也可以是心理師，甚至對於願意學習的社工師、職能治療師與護理師，都可以在經過適當學習督導後，提供相關的服務，帶領當事人探索自己的內心世界，並藉此逐漸脫離症狀的干擾。

不同的學派，不同的重點

上述透過持續對話來達到療癒效果的治療，其實還可以分成很多不同的派別。最古老的當然就是佛洛伊德先生所創立的「精神分析學派」，比較後期的「分析心理學派」則是與佛洛伊德後來分道揚鑣的瑞士精神科醫師榮格所發展出來的，這兩派雖然有所不同，但是都很強調對夢的工作。

筆者親自拜師學習的「薩提爾模式」，則是比較晚期，大約到了一九五〇－一九六〇年代才逐漸發展出來的，薩提爾女士看所有人都是努力想要好好生活的個體，為了要求生存，採用了許多不太一致的姿態，最後為了保護自己，反而限制了自己。她與相同時期的美國心理治療師羅傑斯（Carl Rogers），號稱「人本主義心理治療學派」，在概念上有類似相通之處。

列舉這些學派，只是讓讀者看到，所有心理工作者，都有其思考的架構，也就是都有一本「心靈的地圖」，根據這樣的地圖，帶領當事人探索內心困擾。不過，所有的研究顯示，學派的理論其實沒有那麼重要，最重要的是患者與治療師所建立的信任關係，才是幫助當事人走出迷惘，獲得幫助的重點。

無論是ＣＢＴ這種結構與進度嚴謹的療法，或者像精神分析取向的心理治療，這種比較沒有清楚結構的治療，最終就是在治療師與當事人互動的過程中，調整當事人內心許多糾結卡住的困局。就好像本書第四、五、六這三篇所述的內心困境，若能夠透過會談的方式，獲得鬆動與調整，都會讓當事人豁然開朗，不再被困。

當然，對於那些暫時不方便透過語言呈現自己困境的個案，下一章的非語言療法，就有參考的價值。

身心小叮嚀

CBT以外，透過對話達到療癒效果的心理治療，也是對憂鬱症很有效的療法，也許要費比較多的時間，但只要當事人與治療者之間，有足夠好的默契與關係，持續治療下來，也能調整當事人內心許多的情結，幫助他或她邁向健康。

39

舞蹈、繪畫、園藝都能療心——非語言的心理治療

秀美是大三學生，因為憂鬱症正在看診吃藥中，在醫師強力建議下，到學校輔導中心找諮商資源。剛好有一位實習諮商師，是藝術治療學程的碩士班學姊，於是在她的幫助下，開始進行了將近一年的藝術治療諮商。她原本就是話不多的人，在學姊幫助下，逐漸可以透過畫畫，或者手作藝術品，慢慢練習，展現內心的感受，並且逐漸調整許多內心的困惑。

在一整年超過四十次的治療中，初期她不知道如何表達內心的哀傷，只會用黑色的蠟筆，隨便塗鴉，在學姊的導引後，開始用不同的顏色，發現在哀傷之外，還有憤怒、罪惡感、感激、羞愧等等豐富的感受。原來，憂鬱之下，還包含著許多複雜的感受。

秀美原本自認為自己不會繪畫，不知道是否合適做藝術治療，經過學姊導引後，終

於慢慢放心。藝術治療並非要做出什麼偉大的作品，而是透過畫筆或者媒材，嘗試表達內心的感受。

☺ 影像、媒材、聲音、動作都能療癒心理

藝術治療通常包含美術治療與雕塑治療，前者偏向平面的作品，後者則透過各種媒材，作品偏向立體。此外，也有音樂治療，透過音樂的表達，通常是簡單的敲擊樂器，嘗試表達內心的感受，也可以達到心理治療的效果。

身體律動治療或者舞蹈治療，則是在治療師導引下，用身體的動作來表達情緒，或者透過動作的調整，處理情緒的僵化。臨床上，我們都可以發現，許多患者不只在語言上面，表現出焦慮或憂鬱的情緒，他們的身體語言也是如此。例如，憂鬱患者經常不敢抬頭，也不太敢與他人眼神交會，等治療有改善後，這些身體動作的局限，也會同步獲得改善。

前兩章所介紹的，就是傳統透過語言互動產生療效的心理治療，本章所介紹則是加上非語言的方式，協助個案表達並矯正內心狀態。

除了上述的藝術、雕塑、音樂、舞蹈律動等療法外，在國內也已經普遍利用「沙遊」或者「遊戲」治療，來幫助語言能力較差的個案，例如幼兒或者根本不會說話的自閉症個

案等。這類透過小玩偶或者沙盤等工具，協助個案呈現自己內在的療法，也在全球各地，包括臺灣，方興未艾的發展中。

此外，利用生命力極強的多肉植物，或者受過訓練的動物，以及參與一些戶內外的活動，這類「園藝治療」、「寵物治療」、「活動治療」或者「冒險治療」，在臺灣也慢慢有專家加以推廣，對於一些個案，也帶來許多的幫助。

在德國的心身醫學科，為了幫助各式各樣的病患，這類非語言的心理治療十分普遍，許多病人也覺得從中得到很多的幫助。

如果當事人能夠精準的透過語言，精緻的描述並修飾自己內心的想法與情緒，有助於心理師與精神科醫師能夠更精準地協助當事人處理內心深處的困擾。不過，許多個案的語言表達能力，或是對於自身情緒的體會能力，只能用很簡單與原始的語彙表達，因此只透過對話，不容易達到治療的目的。

本章所介紹的各種非語言的心理治療，就是期待透過非語言互動的參與，使那些不容易透過對話來認識與調整內在狀態的人，多了一些充分展現內在的管道。通常，所有治療終究還是需要有語言的互動來幫助，但是非語言的表達可以讓治療師與當事人，可以有更深並且超越語言的途徑，來達到情緒調節的目的。

身心小叮嚀

非語言的心理治療，在臺灣已經有許多不同的形式，也累積了相當的臨床經驗，對於有情緒困擾的個案，這些豐富的療法，可以對特定的個案，產生療癒的效果，有意願的個案，不妨多加利用。

40

僵住的愛——家庭的治癒力

貞吟是三十二歲的國中數學老師，因為近一年的憂鬱症狀持續服藥中。她原來求診的診所停業，轉至新診所看診。在新診所初診時，醫師詳細詢問她的三代家庭圖，提到母親時，她頓了一下，眼眶就紅了。原來貞吟的母親十分疼她，她內心明白，但是母親動不動就用「不會珍惜自己」來碎念她，讓自己心痛不已。

貞吟目前與父母，還有小兩歲的妹妹同住，醫師建議是否安排家庭會談，讓大家把話說出來，溝通一下，也許會有幫助。她表示，自己看診的事情只有妹妹知道，根本不敢告訴父母，怕他們會很擔心。因此醫師建議下次返診，先邀請妹妹過來一起與談。

妹妹一起會談時，醫師發現妹妹的個性明顯比貞吟粗線條，對於母親說話的方式，早就見怪不怪，長大後也懶得跟她吵，反正怎麼做母親的焦慮都差不多，說出來的話，怎麼聽就是不舒服。同時，貞吟的妹妹十分贊成醫師建議安排家庭會談，她認為父親與母親其實關心他們，應該會樂意一同前往。反倒是貞吟憂慮如果父母知道她有憂鬱症時，反而會因此擔心她。

對此，醫師問了她們姐妹，「這個凝聚力強大的家庭，是否在情感上僵住了？」姐妹都同時點頭。

☺ 治療師的翻譯

在妹妹返家和父母溝通後，隔了兩週，全家人一起到診所，在資深的社工師，也是家庭治療師帶領下，進行了第一次的家庭會談。父母都很訝異這位從小不會讓他們傷腦筋的長女，竟然已經吃了一年的抗憂鬱劑了。

母親對於自己會為了孩子焦慮，口出嚴厲的話語，其實是有自覺的。她覺得自己就是很疼小孩，才會這樣做。說實在的，她的父親也是這樣的個性，對於子女十分嚴厲，刀子口豆腐心，自己也不喜歡父親的對待方式，但不知不覺還是這樣做。

治療師從旁觀察他們談話狀態十多分鐘後，才向父母親，透露貞吟的壓抑，說出她為了避免母女間過多的衝突，長期採取隱忍的態度。話還沒有說完，就看到母女兩人同時紅了眼眶。父親似乎也深受感動。治療師則進一步分享，她感受到貞吟母親尖銳言詞背後，其實有著滿滿對女兒的愛，治療師打趣地認為自己似乎成為母女間的「翻譯官」。

經過全家會談後，貞吟的情緒明顯改善不少。後續又安排了兩次家庭會談後，她開始嘗試停止用藥。半年後就停止所有的治療。她很謝謝醫師與治療師透過這樣的安排，讓他們家的氣氛好多了。母親雖然嘴巴還是停不住，但是自己已經不太受影響，偶爾甚至可以用開玩笑的方式回應。

貞吟有位交往多年的男友，她表示，在論及婚姻時，一定會帶男友過來，讓治療師做幾次婚前輔導。

☺ 家庭感情的流動

貞吟的家庭狀況，在臺灣很常見。父母親習慣透過碎念或是要求指正的方式，期待能夠讓孩子學習正確的生活態度與習慣，減少不必要的摸索與犯錯。只是每個孩子對於這樣的教養方式，都有不同的反應。

貞吟從小就懂得自愛，勇於承擔責任，能力也夠好，所以父母根本不擔心，只是要求完美求全的母親，初期毫無意識的，就將長輩管教她的那套方式，直接用在自己的孩子身上。妹妹就不一樣，個性跟母親比較像，也是大剌剌的，有話直說，所以從小學高年級開始，母親與妹妹有許多的衝突。個性與父親相似，內斂的姊姊，夾在中間，就更小心翼翼地把自己的事情管好，絕對不能讓大人們傷腦筋。

理科的頭腦，讓貞吟珍視自己的冷靜，對於母親許多的尖銳言詞，是用壓抑的方式處理，聽起來再不舒服也都隱忍，多年下來，憂鬱症狀終於出現了。

醫師跟治療師都認為，這樣的家庭，就是「情感僵住了」。彼此都是善意的，但是因為沒有說出來，家人間的正向感情，被許多的失望與焦慮所掩蓋，反而使得家人的互動充滿衝突與緊張。這類家庭如果能夠察覺問題尋求專業協助，往往在治療師協助下，透過幾次會談，梳理許多正向與負向的情緒，狀況就改善很多。

不過，每個家庭狀況的差異大不相同，貞吟的家庭是家人彼此基本關係良好的範例。如果是夫妻的關係問題很多的家庭，父母之間關係不佳，經常自顧不暇，就有可能忽略對孩子的照顧與教養，如果這樣的家庭中，有情緒高敏感的子女，很可能會因為父母親的忽略或是不適當的教養，讓子女的問題就因此而生。

有些家庭的問題是來自於上一代的糾葛，例如，婆媳緊張關係，由於兩代大人本身缺乏反省自制，不停在第三代面前上演關係緊張的戲碼，就有可能讓夾在奶奶與母親之間的小孩，產生很多情緒的困擾或者心身症狀，成為緊張關係的犧牲品。有些單親家庭的子女，也會出現因為只有一位主要照顧者，如果有疏漏或情緒處理不當，進而衍生出單親子女的心理問題跟困擾。

☺ 調整與維持現狀

「家家有本難唸的經」，不過家庭問題的產生或惡化，造成「熱鍋上的家庭」，想要化解這類問題，關鍵還是父母，對於配偶關係以及子女教養，是否能夠溝通與妥協。

而針對家庭問題，進行家庭會談最基本的目的是希望有受過訓練的專家，從旁觀察所有人的互動，梳理家庭問題的癥結點。例如，醫師與治療師很快就發現貞吟一家人，彼此有濃厚感情，卻因為僵化的互動模式（母親的強勢指責　長女的壓抑退讓）導致女兒的情緒困擾。當關鍵因素被點出後，再加上母親原本的自覺，只要能夠略微調整互動模式，就讓狀況有了明顯改變。不過，不少需要家庭會談介入的案例，問題更為複雜，更不容易處理。例如明顯有外遇問題的夫妻，因為牽涉到家庭外的人，這就困難得多。

當治療師發現家庭互動的不良模式已經僵化固著，難以改變時，往往會鼓勵年輕的個案放手，別再期待家庭或父母親、兄弟姐妹的改變，而把自己個人的成長作為主要的目標。

有些子女期待自己有個完美的原生家庭，甚至為了父母難以挽回的婚姻，負上了許多個人的代價。這時候，家庭治療師就要幫助陷入這樣迷思的子女，認識到自己無法為了父母的關係，做出真正有意義的努力。

換言之，對於某些家庭來說，維持現狀也許是當下不得不面對的現實，因為其他人都沒有改變的意願，為了家庭而受苦的小孩，要適度的建立心理界線，忍痛但也實際的接受家庭關係的不完美。

身心小叮嚀

人對於家庭都有著某種美好的期待，如果自己的家庭無法達到這樣的期待，家庭中有些成員會因此難過，甚至生病。有時候，家庭會談可以讓這個真相顯現，像貞吟這樣，家人改變，有可能讓受苦的個案得到解脫，有時候，其他家人無法改變的事實，如果被當事人所接受，也是另一種使自己心靈解放的途徑。家庭會談，可以帶來的效果，真的不容小覷。

41

腦中的化學──談精神治療藥物

樂群是四十五歲的公車司機，失眠超過一年了，過去都是在住家附近家醫科診所看感冒或者其他身體不適時，順便請醫師開立安眠藥物協助。但是近來覺得心情也很低落，甚至莫名其妙就想請假不上班，也不想跟朋友見面。太太發現他狀況不對，鼓勵他去找精神科醫師看看。樂群原本很不願意，但實在受不了，就鼓起勇氣，約了門診。

經過初步問診，樂群確定罹患憂鬱症至少兩個月了。醫師建議他服用抗鬱劑，並且強調藥物的效果會緩慢出現，請他務必要有耐性服用。

樂群第一次吃藥，感覺有點噁心的感覺，頭昏昏的，但是心情沒有差太多，還是每晚要吃一顆助眠藥物才能入睡。經過五週，共三次返診，他開始覺得心情比較不沈重，也可以恢復許多社交活動。醫師因此鼓勵他試著減用甚至停用助眠藥物，原先不太有把握，但嘗試幾次後，發現似乎可以不吃睡覺藥也能入睡。三個月後，他返診時，告訴醫師，很後悔不早點來求治，因為藥物讓自己脱胎換骨，恢復過去正常的生活。

☺ 抗鬱劑的原則：足劑量，足時間

與內科相比，精神科用藥的種類要簡單很多。如果就藥效發生的時間來分類，其實就是兩種：馬上有效的與慢慢生效兩大類，而抗鬱劑則屬於後者。

鎮靜安眠類藥物會讓患者吃了藥，馬上就能感受到藥效，通常服用約半小時到一小時後藥效就很明顯，甚至透過肌肉或靜脈注射可以更快生效。這類藥物，因為效果明顯，如果藥效很強，許多人第一次使用，情緒獲得穩定或是睡眠馬上改善，會讓患者感到神奇，許多人甚至喜歡上這樣的感覺。可惜這類藥物，通常都有所謂的「耐受性」或「習慣性」，也就是持續使用後，藥效逐漸遞減的問題。

另一類精神科用藥，包括抗鬱劑在內，則是需要持續的使用兩週到六週後，腦部的運作才會有明顯的改變，而有完整的療效。因為需要時間才能明顯感受藥效的特性，讓缺乏耐性的病人，因為吃了一兩次後卻覺得沒有什麼差別，就放棄了。

因此，在樂群初診開藥後，醫師特別強調這樣的特性，樂群也很配合，雖然初期不覺得有效，但持續服用兩三週後，漸漸發現狀況有進步，自閉退縮的情緒也慢慢改善，親友們更能看出明顯的差別。

抗鬱劑需要劑量足夠，大多是服用標準劑量一顆或兩顆，而且使用時間夠久，持續使用四週到六週，才能充分感受到藥物治療的效果。

至於那些已經獲得充分療效的病人，則要小心過早停藥後的復發。有不少的病人，因為症狀改善，認為自己已經好了，就自行停藥，結果數週後，症狀復發又回來看診。通常，我們都建議，吃藥有效的病人，要覺得狀況好到幾乎是沒有病，也就是「完全緩解」後，至少繼續使用三到六個月以上，與醫師討論後，再來逐漸減藥，最後停用。

☺副作用、習慣性、抗藥性的區別

在醫學系的課程中，藥理學第一堂課的基本概念，因為「藥就是毒」。所有藥物，都是可以對身體功能產生影響的物質，在發生效果時，也會帶來一些不喜歡的作用，就是所謂的「副作用」或是「不良作用」。

幾乎沒有藥物完全沒有副作用，抗憂鬱的藥物，在半個世紀前就出現了，當時的抗鬱劑有很強的副作用，服用後，人會經常出現覺得嗜睡、沒有精神的症狀。直到三十多年前，

「第二代抗鬱劑」被發明出來，因為副作用較少，病人的接受度高，讓憂鬱症的藥物治療，進入一個新的境界。因此現在多數病人使用的都是新型的抗鬱劑。

不過，相同的藥物，在不同的人身上，產生的副作用會有差別。有些藥物讓人嗜睡，但也有人吃了相同藥物，卻有失眠的副作用。對於從未使用過藥物的病人，都需要有數天的「試藥期」，以確定沒有副作用，或是副作用不會太強。如此，藥物才能持續使用，才會有效。

此外，有些藥物使用久了之後，效果會越來越差，甚至需要提高劑量，才能達到原先的效果，這就是所謂的「耐受性」。前文提到的「鎮靜安眠藥物」，使用者幾乎會產生習慣性，因此醫師會建議避免天天使用，最好是二至三天使用一次，甚至數週、數個月才用一次。

「抗藥性」通常很少使用在精神科用藥上，比較常出現使用抗生素治療時，因為抗生素類的藥物，對於各種細菌有不同的滅菌效果，如果感染到的菌種，剛好是使用藥物無法起作用的，稱之為有抗藥性。基於物競天擇的原理，過去許多對抗生素有反應的菌種，陸陸續續產生抗藥性，而這樣的抗藥性與過去曾經普遍濫用抗生素有關。因此抗生素被列為管制藥物有關。不過精神科藥物的藥理作用與抗藥性無關。

☺ 精準醫療：尚未實現的夢想

有部分患者使用抗鬱劑，在使用足夠劑量與使用足夠時間後，效果仍然不夠明顯，或者僅能達到「部分緩解」，例如，睡眠食慾改善了，但是心情還是低落，這時候，使用第二種甚至第三種藥物，以增強原有藥物的效果，就有必要了。

通常使用的增強藥物，是藥理作用不同的另一種抗鬱劑，或是治療精神病使用的藥物、治療躁鬱症所用的情緒穩定劑等。不過透過不同種類藥物治療，對於某些病人而言，往往要好幾週，甚至好幾個月的調整，才能達到滿意的療效。

經常會有病人詢問與精神科藥物治療相關的專有名詞，例如血清素、多巴胺、腎上腺素或者褪黑激素等。這些腦部神經傳導物質，是理解藥物產生作用的關鍵，對於藥物的研發有相當的意義，但是臨床上，還沒有實際又價格合理的檢驗方法，確認這些物質在腦部的運作狀況。目前的做法，還是根據醫師的經驗，實際處方後，病人使用後觀察療效或副作用，再來調整。

近年，「精準醫療」概念興起，是指期待透過簡單的步驟，例如抽血檢查病人的DNA序列，就能確認什麼樣的藥物可以產生最好的效果，會有最小的副作用。這樣的臨床檢查若是可以發展成功，可以讓病人與醫師，節省許多「嘗試錯誤」的時間。

只可惜，精準醫療的理想，目前在精神藥物治療的領域，仍然還有漫漫長路要走。幸好，現在大多數市面上的用藥，對於大多數患者，若是適當的組合，都能產生足夠的療效。

鼓勵所有用藥中的病人，除了規律照處方使用外，最好能夠記住藥名（中英文皆可），或者將藥單用手機拍下來。目前健保系統可以查詢到半年內的用藥，更久遠之前的用藥，基本上就無法看到。過去用藥的經驗，可以提供很好的參考，縮短調整藥物的時間。

身心小叮嚀

藥物治療，還是臺灣精神醫療對於憂鬱症最主要的治療方式。如果真的無法接受心理方面的專業協助，建議要好好的與醫師配合，耐性的服用藥物，並且避免過早停止治療。憂鬱症雖然麻煩，當代進步的精神藥物，對於大多數患者，還是帶來痊癒的良方。

42

速效的ECT——腦中的線圈：腦刺激

我剛從德國返台後，進入當年的臺北市立療養院接受精神科訓練的第一年，病房來了一位很嚴重的病人Q小姐。她當時年約二十多歲，被診斷為「木僵型思覺失調症」。她入院時，幾乎不會動，一直躺在床上，不吃不喝，為了避免她脫水，還幫她插了鼻胃管灌食。主治醫師當時建議為她安排電擊治療（Electro-Convulsive Therapy，簡稱ECT），強調這是反應最快的治療方式。

在資深醫師指導下，每週一、三、五早上晨會後，巡視病房的第一件事，就是幫Q小姐進行ECT。首先，要幫空腹的Q小姐打上點滴，注射麻醉用藥物，等她入睡後，在她的頭部安上電擊，開動機器後，產生癲癇的現象，每次電擊的電量，以及癲癇發作的時間，都要詳細記錄。經過半分多鐘的癲癇後，她就平靜下來，護理師立刻將她翻成側躺，避免嗆咳，在經過約二十多分鐘後，病人才會甦醒。

持續進行ECT不到一週，Q小姐從原本的木僵狀態，慢慢恢復可以活動肢體，也開始自行進食，減少許多照顧上的困難。

小姐是重度思覺失調症患者，也是我第一次接觸到透過ECT治療好轉的案例。後來我在醫院工作時，也多次透過ECT，幫助嚴重憂鬱症病患。希望他們能從嚴重的自殺念頭或者憂鬱狀態恢復過來，病患復原的速度比起需要四至八週，才能完全生效的藥物治療，來得有效率很多。ECT療法最主要的缺點，治療後，患者會對前一兩天大多數事件失去記憶，只要事先做好評估，排除那些原本就有癲癇或是腦部病變的患者，ECT真的是很好的治療工具。有些孕婦，為了避免服藥造成對胎兒的不良影響，也會選擇電療來處理她們的病症。

電療用於精神疾病治療的歷史是比精神科常用藥物更悠久，甚至被精神科醫師視為十分重要的武器，特別對於部分嚴重憂鬱症病患是不可或缺的療法。只是近年來，醫師為了增加病人的舒適，減低少數患者可能因為癲癇所帶來的骨折等併發症產生，電療必須在麻醉科醫師先協助麻醉患者後，才能進行，由於過程較繁複不方便，因此治療的應用逐漸減少，十分可惜。

☺ 改良的電療 rTMS

鑑於ECT良好的療效，但又為了期待有類似的療效，十幾年來，一種稱之為「反覆經顱磁刺激」（repeated Trans-cranial Magnetic Stimulation, 簡寫rTMS）的療法被發展出來。這種相對溫和的療法，是透過對腦部局部區域給予磁性刺激，活化或者抑制該區域的功能，以達到治療的目的。腦部影像學研究，發現許多憂鬱症患者，在腦部的特殊區域有活性降低或者過度升高的現象。針對這樣的改變，磁刺激的確可以對許多這類患者帶來改變，使症狀減輕甚至消失。

rTMS並不需要麻醉，病人可以清醒的接受治療，最重要的是要做好定位，讓磁刺激可以作用在最恰當的位置，病人在每次十至三十分鐘的治療過程，最好保持靜止，以免定位失準。有效的療程通常需要十到二十次刺激，有些病人甚至要更久。磁刺激時，機器會產生明顯的聲響，大多數並不會有特別的身體感覺，有些時候會有頭痛的副作用。整體來說，這是十分安全的治療。

除了用於治療憂鬱症，rTMS也正在開發其他不同神經精神疾病的治療，目前比較有肯定效果的是神經痛與腦中風後的協助。另外，也有不同於rTMS，原理接近，透過磁或電刺激，以改善腦功能，或者促進神經放鬆助眠的療法，因為在憂鬱症治療的研究還少，在此就不贅述。

目前 rTMS 在精神科領域，治療效果最明顯的就屬憂鬱症與部分強迫症個案。因為已經有心理治療與藥物治療等兩類效果明確的療法，rTMS 一般都建議使用於「難治型憂鬱症」，也就是曾經嘗試過至少三種以上抗憂鬱劑「足劑量、足時間」的療程，並且合併心理治療等療法，效果仍然不佳的個案。

當然，因為 rTMS 是一種磁性刺激，原本腦部有腫瘤，或者有癲癇病史的患者，擔心刺激會誘發癲癇發作，一般不建議用這種療法。對於孕婦，因為安全性尚未獲得確認，也不建議用這種療法。開始 rTMS 療程，並不建議立即停止已經進行中的藥物與心理治療。

身心小叮嚀

rTMS 可以幫助那些用藥物治療與心理治療無法明顯改善病情的憂鬱症病患，目前的臨床經驗，則不建議這種療法要完全取代藥物治療與心理治療。至於傳統的 ECT，因為明確快速的療效，對於嚴重的患者，也不必排斥這個有效的治療。

43 各種療法的整合與互補

☺心理師的轉介

P先生是位三十五歲的電機碩士，工作認真，但是自青春期，甚至更早開始，就長期情緒低落。一年多以前，經朋友介紹，開始與一位心理師進行每週一次的心理諮商。除了少數幾次因為假期或者雙方的行程而暫停數次外，他們的會談規律，P先生也覺得頗有收穫，對於自己個性與成長過程的許多問題有更多的洞見。

三個月前，交往一年多的女友表示想分手。P先生頓時失去生存意志，覺得做了這麼多都沒有用，很想辭掉工作，躲回南部的鄉下，甚至最好從世界上消失。心理師覺得狀況不妙，鼓勵他找精神科醫師看診，拿一些藥物幫忙他較快恢復正常的情緒。

原本以為都有好好會談了，怎麼會軟弱到要去依靠當初自己堅持不想接受的藥物治療。心理師給予解釋，說明藥物治療並非代表他比較軟弱，或者心理諮商的效果不佳。但是目前狀況，他幾乎無法維持正常的生活，藥物治療也許可以幫一點忙。

他到了心理師介紹的精神科醫師診所，醫師說明心理師已經事先通知他，很歡迎他勇敢來找醫師。經詳細問診後，醫師判定他有「雙重憂鬱」，也就是原本有慢性緩和的「持續性憂鬱症」，最近的惡化，則是「輕度到中度憂鬱症」的復發。醫師建議他使用數個月到一兩年的憂鬱症藥物治療。

帶著有點忐忑的心情，他開始吃藥，醫師知道他不喜歡用藥，還特別只開一種藥物，甚至也尊重他的意見，沒有開立助眠或者鎮靜藥物。經過大約一個月規律服藥，他狀況好多了，也可以正常上班工作。一年後，狀況穩定，醫師同意他先將藥物減量，最後完全停藥。跟心理師的諮商，則是規律繼續進行。

☺「我想找人談談」

剛開始在某公司擔任行政助理的M小姐，因為情緒緊張低落，半年前開始在住處附近的醫院精神科看診，服藥兩三週後，狀況明顯改善。她規律返診，後來醫師甚至開立慢性病處方籤給她，以便減少到醫院看診的辛苦。再次返診後，她主動向醫師表示，想找人談談。因為自己與家人相處的困難，上大學就選擇遠離家鄉的城市，畢業後也留下來找工作，與父母，還有留在家中的哥哥姊姊，不知道如何相處。

「吃藥是有效，內心的矛盾卻無法解決，知道家人都是疼愛她，無論是見面或者透過線上與他們談話，老是以吵架結束，自己也很不想這樣。」M小姐補充說。醫師說明醫院的心理師能夠提供的會談次數有限，以她的狀況，鼓勵她到可以提供心理諮商的診所，繼續接受藥物與心理諮商的合併治療。

她到了醫師推薦的診所，除了繼續使用原本的藥物外，也開始與診所的實習諮商師會談，因為費用比較低廉，而且實習諮商師與她年紀接近，覺得可以比較理解她的想法。談了一個月後，她就覺得有些想法改變了，與家人相處，自己也比較有耐性。跟醫師討論後，嘗試停止使用超過半年的藥物。會談四個月後，她在不用藥的狀況下也持續穩定，自己覺得有進步。醫師與實習心理師討論後，同意讓她的會談次數逐漸減少，變成每兩週一次，期待在三到六個月後就能結案，讓她嘗試自己面對生活。

☺ 我該選擇怎樣的治療

P先生與M小姐這兩種案例，都是臨床上常見的典型。憂鬱症的藥物治療與心理治療，都是被證實有效的療法，美國精神醫學會透過許多研究的整合，針對憂鬱症曾經提出一份完整的治療指引，其中，把藥物治療與心理治療都列入輕中度憂鬱症的首選治療，可以單獨使用，也可以合併治療。

當然，藥物治療通常反應會比較快，可以較早讓患者感受到療效。不過，因為沒有藥物完全沒有副作用，有些人在嘗試不同藥物治療，都因為副作用過大而無法持續時，心理治療會是很好的選項。

治療指引特別建議，那些明顯有人際問題或是心理社會困擾的患者，心理治療可能是必要的療法。本書前面許多章，介紹形形色色的人格心理、家庭互動與社會文化議題，對憂鬱症狀形成的可能關聯，就是要強調，憂鬱症即使症狀類似，但是在不同的人身上，若能夠針對個別處境，聚焦深入處理相關的主題，效果會更好。

已經積極進行藥物與心理治療，時間超過八週以上，效果仍然不佳，可能就要調整藥物，也許增加劑量，也許換藥或者合併兩種以上的主線治療藥物。當然，完整用三套藥物治療足夠時間，療效再差，就應該考慮外加 rTMS 這類腦刺激，或者住院進行更細緻的觀察與評估。

許多個案，則因為時間與經濟因素，暫時無法進行心理治療，若是想獲得症狀改善，藥物治療就是最佳的選項。

完整的治療計畫，則是建立在詳盡的評估之上。

☺ 完整的評估與治療計畫

幾乎所有的治療指引都強調評估的重要性。詳細問診，確定診斷是最基本的評估。本書第七篇的相關合併病症，則是另一個重要的評估重點。有時候，因為沒有注意到這些狀況，讓治療的效果大打折扣。例如，以筆者最熟悉的厭食症為例，體重過輕的病人，若是沒有適當地進行營養復健，恢復較健康的體重，無論是藥物或者心理治療的效果都很差。

功能損害與生活品質的評估，是另外重要的層次。雖然都是憂鬱症，但是許多輕症患者，仍然可以繼續平常的生活，而有些人則因為症狀過度嚴重，有時候連自我照顧能力都失去，有些合併嚴重自殺傾向的，甚至需要隨時有人嚴密監護，以免發生憾事。唯有嚴重度的評估，才能決定是否門診治療，還是應該請病人立即到醫院安排住院。

對於沒有那麼嚴重的病人，症狀對於生活品質的影響，還有當事人願意配合治療的能力與意願，也會影響治療的成效。許多時候，醫師會請單獨前來的病人在下次返診時，邀請任何方便的親友陪同，以確定許多問不清楚的病史，並且請他們監督病人確實配合治療。

至於病人家庭的評估，除了可以了解家人可能的助力，更可進一步深入體會當事人從小到大的成長處境，對於後續心理或者家庭治療的安排，可以提供很好的參考。本書第三、四、五、六各篇的文章，對此有更完整的介紹。

總之，初診時，詳細完整的評估，是成功治療的基石。

心理治療也是腦的治療

傳統上，都認為心理治療與藥物治療是完全不同的兩種作用機轉，好像心理現象與腦部生理作用是各自獨立運作。其實，從心身醫學的角度，心理與生理無法截然二分。最近的腦部影像學研究，也證實，有效的心理治療，對於腦部生理，會產生明顯的改變。

許多的研究也證明，結合藥物與心理治療，對於憂鬱症或焦慮症等常見的精神心理問題，可以產生最佳的療效。

當然，正如藥物治療有副作用，心理治療也有可能產生讓當事人不適的反應。許多接受治療的人，發現討論到一些敏感的話題，反而會產生負面的情緒。每個人處理這樣的困境，方式都不相同，對於這樣的狀況，治療師與當事人可以討論一起解決。

許多憂鬱症病患，剛開始沒有動力，很困難接受規律的會談，此時適度的藥物治療，讓精神與動力部分恢復，也許對於後續的會談，會有好的幫助。

☺治療師之間的整合

病人除了讓精神科醫師門診追蹤，藥物治療外，還有心理治療或者家庭治療，筆者認為，如果病患不反對，這些治療者之間，能夠定期的簡短討論，對於治療會有幫助。

無論病人先開始看診吃藥，或者先做諮商，轉介進行另一種療法時，若轉介的一方，可以先告知被轉介者，大概的病況或問題，對於新治療師的評估會有幫助。筆者在德國學習期間，發現不同治療師間，都會有完整的轉介信，詳述個案的問題，以及轉介的目的。而接受轉介的一方，在初步評估與處置後，也會有一封回函，告知轉介者，後續的進展。臺灣現行的制度，並不鼓勵如此的運作，這是很可惜的。

至於已經進行中的兩種治療，兩位治療師能夠偶而簡短的聯繫，討論一下雙方的評估與治療經驗，也可以讓過程更順利。特別是，開藥醫師與會談者，有可能針對相同的事項，給予當事人一些建議，因為雙方有不同的思路，可能建議會有不同，若雙方可以協調，也許會減少個案的困惑。

有些精神科醫師，接受過心理治療的訓練，幫病人開藥，同時提供一對一的治療性會談，這樣的安排有其方便性，缺點則是少了另一個治療師的參與，當治療過程出現張力時，缺乏緩衝的空間。

對於那些個性比較不成熟，特別是合併有人格障礙的病人（可參考本書第18章），一對一的個別治療有時候不容易維持，甚至連門診追蹤藥物治療也不穩定，此時透過一個團隊的治療就有必要。針對邊緣性人格障礙所發展出的「辯證行為療法」，就是這樣的設計。

另外，值得一提的就是「個案管理師」這樣的專業角色。在身體醫學，特別是癌症等慢性病的治療，個管師有點像是病人的顧問或嚮導，病人碰到困難，或者面對醫院複雜的各種專科專業，他們能幫忙安排或者衛教，有時候幫忙提醒該進行的追蹤等。在心身醫學或精神醫學領域，專業的個管師，則能夠協助有時候內心徬徨矛盾的病人，減少停止治療，以致療效不佳。在臺灣，這樣的專業還有待更進一步的發展與成熟。

☺有始有終是不容易的任務

憂鬱症的治療，無論是藥物、心理治療或者腦刺激，都需要足夠的治療時間，大多是一兩個月，甚至半年，或者更久，才能經驗到完整的療效。目前的專家共識，認為治療最好達到「完全緩解」，也就是憂鬱的症狀越少，最好接近正常人的狀態最好。如果還沒有達到這樣的狀況，也許就要更進一步評估，調整藥物，增加會談的頻率，或者加上腦刺激等療法。

急性期症狀改善後，通常也需要一定期間的「維持性治療」，以避免復發。筆者經常碰到許多治療看到效果，就提早終止治療，結果數週或數個月後又復發的個案。雖然大多數人恢復治療後，還是會有療效，但是症狀的復發，對於當事人的生活品質也會造成損害。

如果治療師與病人，都認為完全緩解的時間夠長了，當事人也覺得自己比較有信心，在沒有專業協助下，可以正常的生活，就是治療要結束的時候。藥物方面，通常建議先慢慢減低劑量，特別是比較有成癮性的鎮靜助眠藥物可以完全停用後，再來將抗鬱劑等藥物減量，最後停用。

心理治療的最終目的，是當事人可以有自我觀察內在的能力，認識自己的脆弱，並且適度的調整改變。從某個角度來看，就是個案本人也可以成為自己的治療師，這應該是所有心理諮商／治療的最佳目標。當然，每個個案的目標都不相同，有些人症狀改善後就可以先停止。

因為種種因素，許多患者無法完成療程，或是維持治療的時間不夠，而讓自己仍然陷於困頓之中。許多是因為憂鬱症的悲觀思維，認為治療無效，或者自己不值得；也有些人在探索自己的過程裡，認為內在的陰暗面代表軟弱或失敗，而拒絕繼續治療，寧可維持不健康的狀況。當然，實際生活裡沒有時間或者經濟能力，而無法完成療程者也很多。

研究告訴我們，積極完成治療，幾乎所有患者都可以享受良好的生活，工作學習更有力，家庭與休閒生活更和樂。筆者在此鼓勵所有憂鬱症焦慮症等情緒困擾的患者，別提早放棄，重拾健康的心靈。

身心小叮嚀

當代醫學對於憂鬱症，已經有十分完整的治療方法，因為這個病症而過苦日子的人，

請勇敢接受評估診斷，並且耐性配合專業人員的建議，積極面對這個隱形的疾患。

憂鬱症是危機，也可能是改變的契機。本書許多篇章提醒我們，體質、個性、成長過程、家庭生活、社會處境等，都有可能是罹患憂鬱症的危險因子，如果可以積極面對，針對其中部分適度調整改變，也許不但可以克服病症，甚至能夠迎來更健康的生活。

憂鬱不只是藍色：用德國心身醫學走出身心困境

作者　陳冠宇
主編　林正文
行銷企劃　鄭家謙
校對　林秋芬
封面設計　林采薇
內文設計　江麗姿

董事長　趙政岷
出版者　時報文化出版企業股份有限公司
一〇八〇一九　台北市和平西路三段二四〇號七樓
發行專線　（〇二）二三〇六六八四二
讀者服務專線　〇八〇〇二三一七〇五
讀者服務傳真　（〇二）二三〇四七一〇三
郵撥　一九三四四七二四　時報文化出版公司
信箱　一〇八九九　台北華江橋郵局第九九信箱

時報悅讀網　http://www.readingtimes.com.tw
法律顧問　理律法律事務所　陳長文律師、李念祖律師
印刷　綋億印刷有限公司
一版一刷　二〇二四年二月二十日
一版二刷　二〇二四年三月十九日
定價　新台幣四〇〇元
（缺頁或破損的書，請寄回更換）

時報文化出版公司成立於一九七五年，
並於一九九九年股票上櫃公開發行，於二〇〇八年脫離中時集團非屬旺中，
以「尊重智慧與創意的文化事業」為信念。

憂鬱不只是藍色：用德國心身醫學走出身心困境 / 陳冠宇著 . -- 一版 . -- 臺北市：時報文化出版企業股份有限公司 , 2024.02
面；　公分

ISBN 978-626-374-933-7(平裝)
1.CST: 憂鬱症 2.CST: 心身醫學 3.CST: 個案研究

415.985　　　113001199

ISBN 978-626-374-933-7
Printed in Taiwan